Philipp Honigmann
Klaus Honigmann
Robert Sader

Einseitiger Lippenspalt-Verschluss nach dem Basler Konzept

Philipp Honigmann
Klaus Honigmann
Robert Sader

Einseitiger Lippenspalt-Verschluss nach dem Basler Konzept

Ergebnisse einer retrospektiven Studie zweier Zentren von 1990 - 2003

Südwestdeutscher Verlag für Hochschulschriften

Impressum/Imprint (nur für Deutschland/only for Germany)
Bibliografische Information der Deutschen Nationalbibliothek: Die Deutsche Nationalbibliothek verzeichnet diese Publikation in der Deutschen Nationalbibliografie; detaillierte bibliografische Daten sind im Internet über http://dnb.d-nb.de abrufbar.
Alle in diesem Buch genannten Marken und Produktnamen unterliegen warenzeichen-, marken- oder patentrechtlichem Schutz bzw. sind Warenzeichen oder eingetragene Warenzeichen der jeweiligen Inhaber. Die Wiedergabe von Marken, Produktnamen, Gebrauchsnamen, Handelsnamen, Warenbezeichnungen u.s.w. in diesem Werk berechtigt auch ohne besondere Kennzeichnung nicht zu der Annahme, dass solche Namen im Sinne der Warenzeichen- und Markenschutzgesetzgebung als frei zu betrachten wären und daher von jedermann benutzt werden dürften.

Verlag: Südwestdeutscher Verlag für Hochschulschriften GmbH & Co. KG
Heinrich-Böcking-Str. 6-8, 66121 Saarbrücken, Deutschland
Telefon +49 681 37 20 271-1, Telefax +49 681 37 20 271-0
Email: info@svh-verlag.de

Zugl.: Basel, Universität Basel, Dissertation, 2005

Herstellung in Deutschland:
Schaltungsdienst Lange o.H.G., Berlin
Books on Demand GmbH, Norderstedt
Reha GmbH, Saarbrücken
Amazon Distribution GmbH, Leipzig
ISBN: 978-3-8381-3003-3

Imprint (only for USA, GB)
Bibliographic information published by the Deutsche Nationalbibliothek: The Deutsche Nationalbibliothek lists this publication in the Deutsche Nationalbibliografie; detailed bibliographic data are available in the Internet at http://dnb.d-nb.de.
Any brand names and product names mentioned in this book are subject to trademark, brand or patent protection and are trademarks or registered trademarks of their respective holders. The use of brand names, product names, common names, trade names, product descriptions etc. even without a particular marking in this works is in no way to be construed to mean that such names may be regarded as unrestricted in respect of trademark and brand protection legislation and could thus be used by anyone.

Publisher: Südwestdeutscher Verlag für Hochschulschriften GmbH & Co. KG
Heinrich-Böcking-Str. 6-8, 66121 Saarbrücken, Germany
Phone +49 681 37 20 271-1, Fax +49 681 37 20 271-0
Email: info@svh-verlag.de

Printed in the U.S.A.
Printed in the U.K. by (see last page)
ISBN: 978-3-8381-3003-3

Copyright © 2012 by the author and Südwestdeutscher Verlag für Hochschulschriften GmbH & Co. KG and licensors
All rights reserved. Saarbrücken 2012

Meinem Vater
in Dankbarkeit

Inhaltsverzeichnis

Kapitel 1.	Zusammenfassung		*1*
Kapitel 2.	**Einleitung**		*3*
	2.1	Problemstellung und Zielsetzung	3
	2.2	Embryologie	4
	2.3	Einteilung der Gesichtsspalten	9
	2.4	Definition und Ausprägung der Lippenspalte	10
	2.5	Internationale Klassifikation und Terminologie	13
	2.6	Ätiologie der Lippenspalten	15
	2.7	Häufigkeiten	17
	2.8	Anatomische Grundlagen	19
	2.8.1	Anatomie beim Gesunden	19
	2.8.2	Anatomie beim Spaltpatienten	21
	2.8.3	Gefässversorgung beim Spaltpatienten	23
	2.9	Funktionelle und psychosoziale Problematik	24
	2.10	Zeitpunkt der operativen Versorgung	25
	2.11	Operationstechniken	26
	2.11.1	Lippenplastik bei einseitigen Lippenspalten	27
	2.11.2	Korrekturoperationen	33
Kapitel 3.	**Material und Methode**		*35*
	3.1	Patientengut	35
	3.2	Methode	35
	3.3	Vermessung	36
Kapitel 4.	**Ergebnisse**		*37*

Kapitel 5.	Diskussion	*41*
5.1	Kritische Betrachtung der Studie	42
5.2	Patientengut	42
5.3	Vermessungsmethode	43
5.4	OP-Zeitpunkt	45
5.5	OP-Methode	46
5.6	Operationsort	47
5.7	Seitenverteilung	47
5.8	Geschlecht	49

Kapitel 6.	Schlussfolgerungen	*51*

Kapitel 7.	Anhang	*53*
7.1	Literaturverzeichnis	53
7.2	Abbildungsverzeichnis	65
7.3	Danksagung	67

1. ZUSAMMENFASSUNG

Die vorliegende retrospektive Studie befasst sich mit der Auswertung postoperativer Langzeitergebnisse nach operativem Verschluss von angeborenen Lippenspalten an der Klinik für Wiederherstellende Chirurgie des Universitätsspitals Basel und Klinik für Mund-, Kiefer- und Gesichtschirurgie des Kantonsspitals Luzern. Ziel der Arbeit war es, vergleichende Aussagen über das postoperativ erzielte funktionelle und ästhetische Ergebnis zu machen.
In die Untersuchung eingeschlossen wurden alle Patienten mit einer Lippenspalte, die in den jeweiligen Zentren durch jeweils denselben Operateur operativ versorgt wurden. Die Spaltbildung umfasste dabei isolierte einseitige Lippenspalten und vollständige Lippen-Kiefer- bzw. Lippen-Kiefer-Gaumen-Segelspalten. Doppelseitige Spaltbildungen wurden nicht mit in diese Studie aufgenommen. Die Auswertung erfolgte klinisch und graphisch anhand prä- und postoperativer Fotoaufnahmen der Patienten anhand morphologischer Landmarken der Gesichtsoberfläche.
Von insgesamt 71 an beiden Kliniken in den Jahren 1990 bis 2003 operierten Patienten mit einer einseitigen Lippenspaltbildung konnten 56 Patienten in die Studie eingeschlossen werden. Die Nachkontrolle fand im Mittel 18,5 Monate postoperativ statt. Das Durchschnittsalter der Patienten betrug zum Zeitpunkt der Untersuchung 2,4 Jahre. Die Auswertung fand graphisch durch Vermessung der Gesichtspunkte nach FARKAS auf farbigen Kopien der Fotoaufnahmen statt. Die Ergebnisse wurden in einer Datenbank computergestützt gesammelt und statistisch ausgewertet.
Das Patientenkollektiv setzte sich zusammen aus 38 Basler und 18 Luzerner Patienten. Gesamthaft teilte sich das Kollektiv auf 2 isolierte und 54 kombinierte, 51% weibliche und 49% männliche, 53% linksseitige und 47% rechtsseitige Spaltträger. 47 Patienten wurden in der Operationstechnik nach MILLARD und 9 in der nach REICHERT operiert. Allgemeine aus der Literatur bekannte Häufigkeitsverteilungen wie zum Beispiel Verteilung der Geschlechter und Spaltenseite konnten bestätigt werden. Ästhetisch und funktionell zeigte sich kein Unterschied hinsichtlich des operativen Ergebnisses zwischen isolierten und einzeitig operierten kombinierten Lippenspalten. Die aus der Literatur bekannten guten ästhetischen und funktionellen Ergebnisse nach Lippenspaltverschluss konnten nachvollzogen werden. Wahl des Operationszeitpunktes, der Operationsmethode oder des Operationsortes Basel oder Luzern hatten ebenfalls keinen Einfluss auf das operative Ergebnis.

Die vorgelegte Studie zeigt die sehr gute ästhetische und funktionelle Rekonstruktionsmöglichkeit bei Patienten mit Lippenspalten, wobei beim einzeitigen Verschluss komplexer Lippen-Kiefer-Gaumen-Segelspalten dieselben guten Ergebnisse nachgewiesen werden konnten wie bei isoliertem Spaltverschluss. In Basel und in Luzern wurden dabei sehr gute und vergleichbare postoperative Ergebnisse erzielt.

2. EINLEITUNG

2.1 Problemstellung und Zielsetzung

Im Basler Spaltzentrum wurden von 1990 bis 2003 39 Patienten mit Lippen-, Kiefer-, Gaumenspalten operiert. Davon waren 2 isolierte und 28 kombinierte einseitige und 9 doppelseitige Lippenspalten. In der Klinik für Mund-, Kiefer- und Gesichtschirurgie des Kantonsspitals Luzern wurden in den Jahren 1994 bis 2003 32 Patienten mit Lippen-, Kiefer-, Gaumenspalten operiert. Darunter waren keine isolierten, 9 kombinierte und 6 doppelseitige Lippenspalten.

Um die ästhetischen Ergebnisse des operativen Verschlusses von Lippenspalten bewerten zu können, sind mittlerweile eine ganze Reihe von Beurteilungskriterien und Vermessungsmethoden beschrieben worden. Der überwiegende Teil stützt sich dabei auf objektiv nicht messbare Kriterien, wie zum Beispiel Mangel oder Überschuss an Lippenrot oder gutes bzw. schlechtes Aussehen der Narbe. Diese subjektiven Kriterien sind für die Beschreibung des postoperativen Ergebnisses wichtig, gestalten aber einen Vergleich mit Ergebnissen anderer Operationszentren schwierig.

Mit der Planung und Organisation der Vermessung der Spaltpatienten in Basel stellte sich die Frage nach einer Vermessungsmethode, die mit den vorhandenen Bildern aus der Wiederherstellenden Kiefer- und Gesichtschirurgie der Universitätsklinik Basel und der Kiefer-Gesichtschirurgie des Kantonsspitals Luzern eine adäquate Aussage treffen konnte und zudem noch einen Vergleich mit anderen Spaltzentren ermöglichte. Es wurde eine Methode aus der Literatur gewählt, die mit den vorhandenen en face Fotoaufnahmen auskommt und im klinischen Alltag einfach anzuwenden ist.

Ziel der vorliegenden retrospektiven Studie war es, das therapeutische Konzept bei Lippenspalten in Kombination mit Kiefer- und/oder Gaumen- und/oder Segelspalten in Bezug auf das operative Vorgehen und die postoperativen Ergebnisse zu analysieren. Es wurden die Patientendaten der Jahre von 1990 bis 2003 ausgewertet, um qualitative, quantitative und vergleichende Aussagen treffen zu können.

2.2 Embryologie

Zum besseren Verständnis der Pathologie und der sich ergebenden operativen Konsequenzen soll zuerst auf die normalen Wachstumsabläufe am Embryo eingegangen werden.

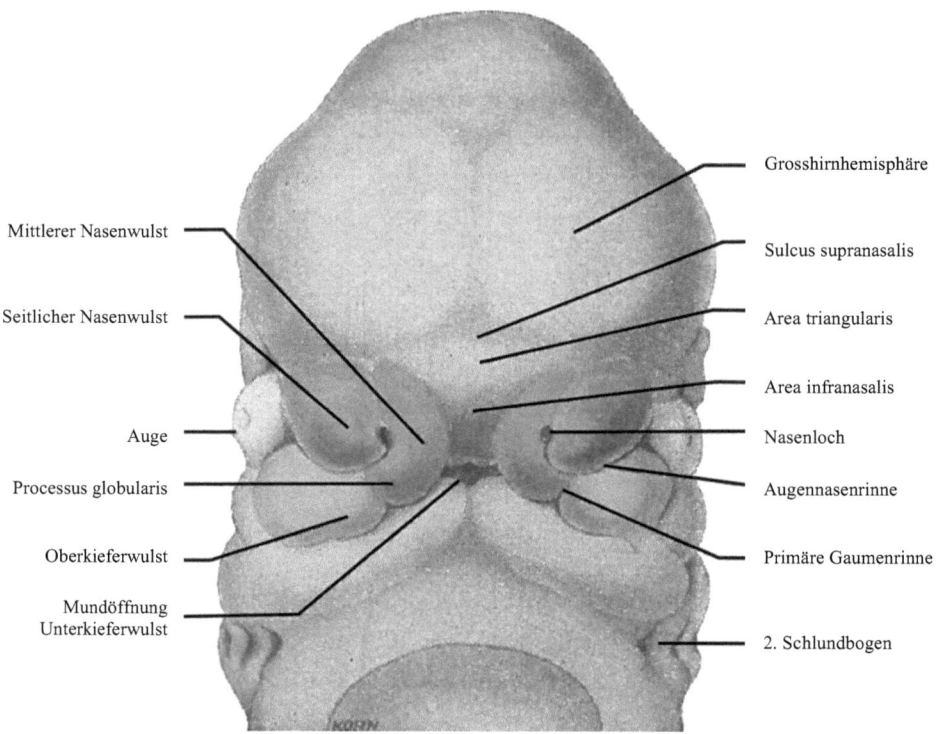

Abbildung 1: Gesichtswülste und -furchen am 6 Wochen alten Embryo

Die klassischen Untersuchungen über die Entwicklung des menschlichen Gesichts *(His 1902)* beschreiben fünf Gesichtsfortsätze, die miteinander verschmelzen. Spätere Untersucher *(Töndury 1955)* ersetzen den nach ihrer Ansicht zu stark vereinfachenden Begriff Gesichtsfortsätze durch den Begriff Wachstumszentren. Das sind die fünf Gesichtswülste mit dazwischen liegenden Vertiefungen (Abb. 1), die durch das mittlere Keimblatt, das Mesenchym, aufgebaut und schließlich ausgefüllt werden. Die Modellierung der Gesichtswülste erfolgt am Ende des 1. Schwangerschaftsmonats.

Der primäre Gaumen entsteht durch die Vereinigung des medialen und lateralen Nasenwulstes mittels einer Membran, die durch eine Furche bis dahin getrennt sind. Der epitheliale Verschluß der Nasentasche beginnt von dorsal und verläuft in die Peripherie. Der entstandene Epithelverbund, die *Hochstetter'sche Epithelmauer* verbindet den Oberkiefer- mit dem Nasenwulst, wird vom Mesenchym durchwachsen.

Es gibt folgende Entstehungsarten der Lippen-Kiefer-Spalten:

Die *primäre* Lippen- bzw. Lippen-Kieferspalte entsteht, wenn die Annäherung der lateralen und medialen Wülste zu einer Vereinigung nicht ausreichend ist und die *Hochstetter'sche Epithelmauer* nicht ausgebildet wird.

Eine *sekundäre* Lippen- bzw. Lippen-Kieferspalte entsteht, wenn die gebildete Epithelmauer nicht mesenchymal durchbaut wird. Dadurch kommt es bei fortschreitendem Wachstum der Kieferanteile zu Spannungen auf diesem instabilen Membranverband, wodurch dieser teilweise oder vollständig getrennt wird.

Je größer nun die Furche zwischen den lateralen und medialen Kieferanteilen ist, desto ausgeprägter ist die daraufhin entstehende Spalte.

Damit ist nun der sogenannte primäre embryonale Gaumen gebildet, der dorsal durch das Foramen incisivum begrenzt ist und der das Ausgangsmaterial für die Oberlippe und den Zwischenkiefer, die Prämaxilla, ist.

Eine Störung dieser Abläufe kann zu einer Lippenspalte führen. Ab der Mitte des 2. Schwangerschaftsmonats bilden der Zwischenkiefer und die beiden Oberkieferwülste einen geschlossenen Oberkieferbogen. Bei bereits vorhandener Lippenspalte kann aus einer Beeinträchtigung dieses Prozesses eine Lippen-Kieferspalte resultieren.

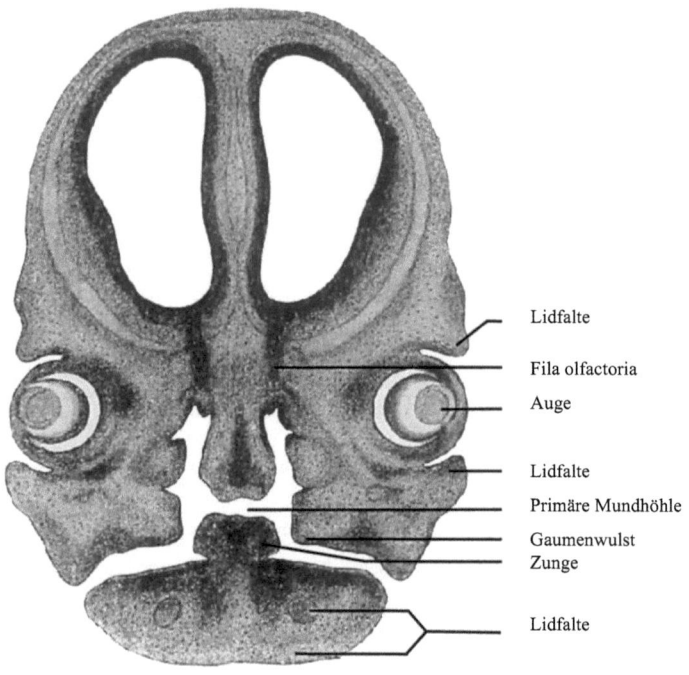

Abbildung 2: Frontalschnitt durch den Schädel eines 8 Wochen alten Embryos

Am Ende des 2. Schwangerschaftsmonats ist der Unterkieferbogen so weit gewachsen, dass die bis dahin oberhalb des Unterkiefers liegende Zungenanlage auf das Niveau des Unterkieferbogens absinken kann. Nun können sich die seitlich der Zungenanlage auf der Innenseite der Oberkieferwülste liegenden Gaumenwülste aufrichten. Die beiden Gaumenwülste verwachsen in der Mitte miteinander und bilden so den sekundären embryonalen Gaumen. In diesem bildet später das mittlere Keimblatt Knochen im Bereich des Gaumens und Muskeln im Bereich des Segels. Die von oben herab wachsende Nasenscheidewand vereinigt sich mit der in der Mitte des Gaumens liegenden Naht zwischen den beiden Gaumenwülsten (Abb. 2 und 3).

Eine Störung der Verschmelzung der Gaumenwülste im hinteren, Muskulatur enthaltenden Anteil des sekundären embryonalen Gaumens führt zu Segelspalten. Unterbleibt die Vereinigung der Gaumenwülste im knöchernen und im muskulären Abschnitt des sekundären embryonalen Gaumens, resultieren Gaumen-Segelspalten. Bei letzterer Spaltform liegt immer auch eine nicht ausreichend nach abwärts gewachsene Nasenscheidewand und damit eine Fehlbildung der inneren Nase vor.

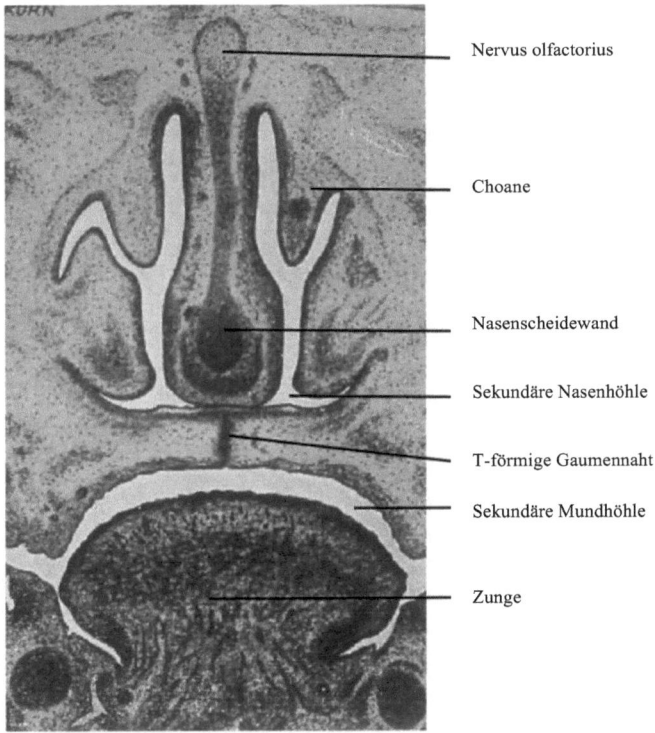

Abbildung 3: Frontalschnitt durch den Schädel eines 12 Wochen alten Embryos

Diese schwierigen dreidimensionalen Wachstumsabläufe, die in einigen Einzelheiten durchaus noch umstritten sind, sollen an einem vereinfachten Modell, das einem Reißverschluss entspricht, verdeutlicht werden (Abb.4). Der Canalis incisivus, ein unmittelbar hinter den Schneidezähnen liegender knöcherner Verbindungsgang zwischen der Mund- und der Nasenhöhle, stellt die Grenze zwischen dem primären und dem sekundären embryonalen Gaumen dar. Von diesem Punkt aus verschließt dieser Reißverschluss von hinten nach vorn gerichtet zuerst die Kieferspalte und danach die Lippenspalte, also den primären embryonalen Gaumen. Später verschließt der Reißverschluss vom Canalis incisivus aus von vorn nach hinten gerichtet zuerst die Gaumenspalte und danach die Segelspalte, also den sekundären embryonalen Gaumen. Je nachdem wo der Reißverschluss auf seinem Verschlussweg angehalten wird, entstehen die unterschiedlichen Ausprägungsgrade der Spaltfehlbildungen des primären und sekundären embryonalen Gaumens.

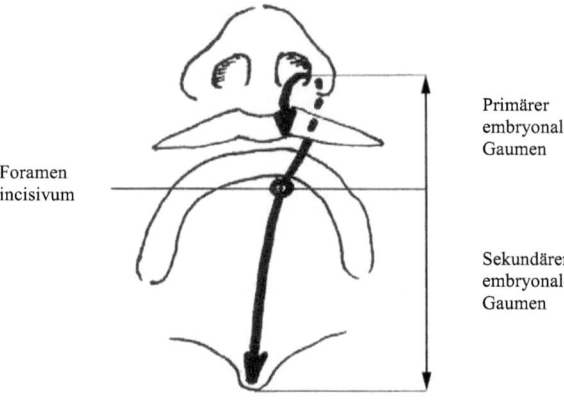

Abbildung 4: Reißverschlussmodell

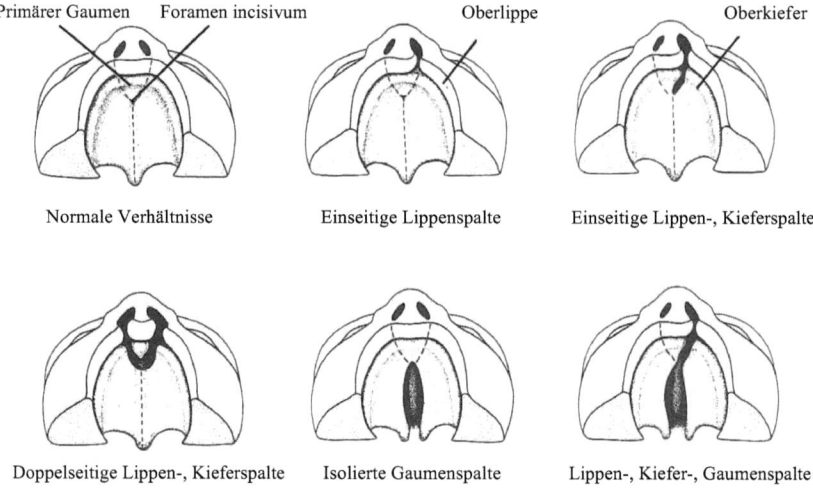

Abbildung 5: Spaltformen und -ausprägungen

2.3 Einteilung der Gesichtsspalten

Die Verschmelzung zwischen den einzelnen Gesichtswülsten kann infolge einer Störung nicht oder nur unvollständig erfolgen. Vergegenwärtigt man sich im Gesicht des Erwachsenen die Areale, die aus den verschiedenen Gesichtswülsten entstanden sind, so lassen sich die möglichen Spaltfehlbildungen des Gesichts, die an den Nahtstellen zwischen diesen Arealen liegen, ableiten *(Schwenzer 1974)*. Unterbleibt die Verschmelzung der beiden Unterkieferwülste, so resultiert eine in der Unterkiefermitte gelegene mediane Unterkieferspalte. Eine Verschmelzungsstörung zwischen dem Unterkieferwulst und dem Oberkieferwulst führt zu einer queren Gesichtsspalte, die links-, rechts- oder beidseitig auftreten kann. Zwischen dem Oberkieferwulst und dem seitlichen Nasenwulst gelegen ist eine schräge Gesichtsspalte. Wachsen die mittleren Nasenwülste nicht abwärts in Richtung des Mundes, entsteht eine mediane Lippenspalte, die mit einem Fehlen des Zwischenkiefers und des den Nasenrücken abstützenden Skeletts vergesellschaftet ist. Diese Spaltformen, die unter dem Begriff seltene Gesichtsspalten zusammengefasst werden, können in unterschiedlich starker Ausprägung auftreten. Gelegentlich sind sie als Mikroform lediglich an einer narbenartigen Linie, an einer rinnenförmigen Einziehung oder an Hautanhängseln identifizierbar.

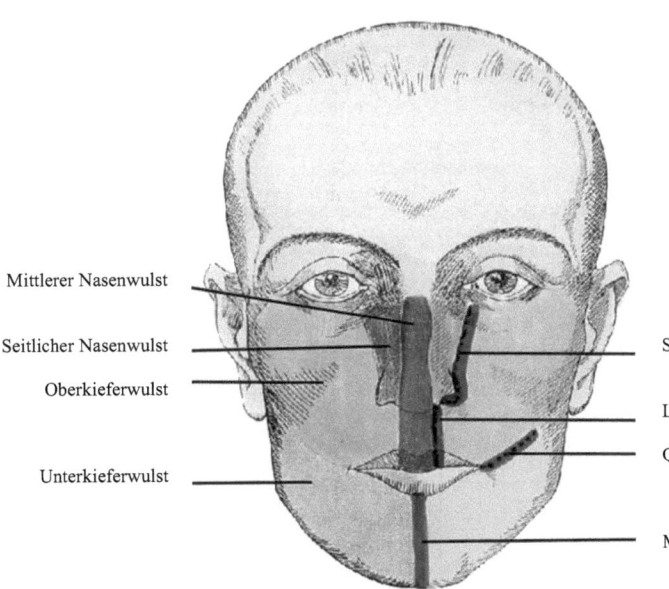

Abbildung 6: Übersicht über die Gesichtsspalten

2.4 Definition und Ausprägung der Lippenspalte

Die angeborene Lippenspalte ist eine multifaktorielle Hemmungsmissbildung, bei der es zur nicht- oder unvollständigen Verschmelzung von mittlerem Nasenwulst und Oberkieferwulst kommt.

Bei den Lippenspalten (cheiloschisis) unterscheidet man links- bzw. rechtsseitige und doppelseitige Spalten. Wichtige Unterschiede zwischen ein- und doppelseitigen Lippenspalten liegen vor allem in der Ausprägung der Oberlippenmitte und des Nasensteges sowie im Verlauf der Muskelfasern des Mundringmuskels (M.orbicularis oris) und der Ausbildung des Mundvorhofes (Vestibulum oris). Lippenspalten können isoliert oder im Zusammenhang mit einer Lippen-Kiefer-Gaumenspalte (cheilognathopalatoschisis) vorkommen.

Weiterhin wird zwischen unvollständigen und vollständigen Lippenspalten unterschieden. Bei den unvollständigen Spalten liegt eine unterschiedlich ausgeprägte Einkerbung im Bereich des Lippenrots und/oder im Lippenweiß vor. Es verbleibt also noch eine mehr oder weniger breite Haut- und Schleimhautbrücke. Bei der vollständigen Lippenspalte ist die gesamte Oberlippe, d.h. Lippenrot und Lippenweiß, gespalten. Im Falle einer doppelseitigen Lippenspalte ist die Oberlippe in drei Teile geteilt, wobei der mittlere Teil dem Zwischenkiefer entspricht.

In der Literatur werden die Lippen- und Lippen-Kieferspalten hinsichtlich ihrer Ausprägung in Mikro- und Makroformen gegliedert. Nachfolgend soll ein Überblick über die verschiedenen Ausprägungsformen gegeben werden.

Zu den *Makroformen* der Lippen- und Lippen-Kiefer-Spalten zählen:

Die *subtotale Lippenspalte:* Hierbei ist das Lippenrot und maximal ¾ des Lippenweißes gespalten. In den meisten Fällen kommt es jedoch zu einer Verziehung im Bereich des spaltseitigen Nasenflügels.

Die *totale Lippenspalte:* Sie betrifft das Lippenrot und vollständig das Lippenweiß und erstreckt sich bis in die Apertura nasi. Durch die Spaltung des Nasenbodens ist der Nasenflügel auf der Spaltseite häufig deformiert. Der Alveolarfortsatz ist dabei intakt.

Die *totale Lippen-Kiefer-Spalte:* Diese Spaltform erstreckt sich über den Nasenboden, über das Lippenweiß und über das Lippenrot sowie den Alveolarfortsatz. Weichteilbrücken können Teile der Spalte bedecken, was jedoch durch eine palpatorische Untersuchung überprüft und therapiert werden muss.

Diese beschriebenen subtotalen und totalen Spaltformen können einseitig und auch beidseitig auftreten. Zu den *totalen Spaltformen* zählen auch die *Lippen-Kiefer-Gaumenspalten.*

Die Mikroformen einer Spalte sind leicht zu übersehen. Symptome dafür können ein quergestelltes Nasenloch, eine tiefer liegende Apertura piriformis, eine okkulte Kieferspalte, eine Doppelanlage des seitlichen Schneidezahnes, eine leichte Einziehung des Lippenrotes (Lippenkniff) oder aber eine Lippenkerbe sein *(Horch 1998).*

Die **Mikroformen** sind im Einzelnen:

Die *intrauterin verheilte Spalte:* Sie ist sehr selten und kommt nur einmal auf ca. 100 manifeste Spalten vor. Die intrauterin entstandene Nichtvereinigung im Lippenrot heilt bis zur Geburt aus und ist nur daran zu diagnostizieren, dass sich im Lippenrotbereich eine „Nahtstelle" findet, welche morphologisch keine echte Narbe ist. Diese Spalterscheinungsform befindet sich lateral der Lippenmittellinie und kann zusätzlich durch eine verkürzte Philtrumlänge als Spaltform erkannt werden.

Die *Lippenrotkerbe:* Bei der Lippenrotkerbe handelt es sich um eine leichte Einziehung im Bereich des Lippenrotes ohne Beeinträchtigung des Amorbogens. Auf ca. 500 Spaltkinder kommt eine Lippenkerbe. Da diese Art der Spaltbildung für die Betroffenen sowohl ästhetisch als auch funktionell keine bzw. kaum Auswirkungen hat, ist die Häufigkeit des Auftretens fraglich, da für die Patienten nicht die Notwendigkeit der Therapie besteht. Diese Patienten sehen häufig nicht die Notwendigkeit einer Therapie ein, womit die statistische Erfassung nicht unbedingt als aussagekräftig angesehen werden kann.

Die *Kieferrandkerbe:* Die isolierte Kieferrandkerbe ist sehr selten und zeigt sich in der Einziehung des Oberkieferkammes zwischen dem 2. Inzisiven und dem Eckzahn. Sie kann verschiedene Ausprägungen haben, beeinträchtigt allerdings die Patienten nicht. Durch das Unterangebot des Kieferknochens im Spaltbereich kann es zu Durchbruchstörungen des 2. Inzisiven kommen bzw. zu Malformation oder Aplasie desselben.

Aplasie des zweiten Schneidezahns: Die Nichtanlage des zweiten Inzisiven kann möglicherweise auf eine Mikroform der Spaltbildung hinweisen.

Verziehung der Apertura piriformis nasi: Die asymmetrische Verlagerung des Nasenflügels nach lateral kann als Mikrospaltform betrachtet werden. Durch fehlende Anteile bzw. unterentwickelte Partien im knöchernen Skelett des Nasenbodens kommt es meist zu einer Verziehung im Bereich der Nasenöffnung nach lateral. Der somit unterentwickelte oder unzureichend ausgeformte Nasenflügel ist abgeflacht und bewirkt eine Asymmetrie der Nase.

Eine chirurgische Korrektur ist möglich, führt aber oft nicht zu zufrieden stellendem Ergebnis, bedingt durch die teilweise fehlende knöcherne Unterlage.

Nasenflügeleinziehung: Diese Spaltform ist äußerst selten. Sie spricht weniger für eine Mikroform der LKG-Spalten, als für eine Mikroform einer getrennten Nasenspalte im Rahmen einer Gesichtsspalte.

Der Vollständigkeit halber sollen hier auch die *Mikroformen der Gaumenspalten* kurz erwähnt werden:

Die *okkulte Gaumenspalte*, die meist nur, wenn überhaupt, durch eine *Rhinolalia aperta* ohne erkennbare Ursachen diagnostiziert werden kann.

Die *submuköse* oder *gedeckte Spalte*, welche auch das Velum durch eine Nichtvereinigung der Muskulatur unter der Schleimhaut betreffen kann, aber sich meist durch eine knöcherne Nichtvereinigung der Gaumenhälften unterhalb einer geschlossenen Schleimhautdecke darstellt.

Die *Uvula bifida* ist eine Längsspaltung des Zäpfchens. Diese Spaltung kann von unterschiedlicher Ausprägung sein. Sie geht von einer leichten Einkerbung der Spitze bis hin zur kompletten Spaltung des Zäpfchens. Es ist nach *Schäfer (1952)* allerdings fraglich, ob die *Uvula bifida* als Mikroform einer Gaumenspalte angesehen werden soll, da sie bei Neugeborenen etwa zehnmal so häufig auftritt wie bei Erwachsenen. Er geht davon aus, dass postnatal ein endgültiger Gaumenverschluss noch erfolgen könnte.

Diese leichten Spaltformen müssen häufig nicht operativ behandelt werden, sollten aber auf Grund der Vererblichkeit wahrgenommen werden, um die Betroffenen bei Kinderwunsch auf das erhöhte Risiko einer Spaltvererbung hinweisen zu können. Klinisch werden diese leichten Spaltformen unter den sekundären Spalten eingeordnet, da primäre Spalten sehr viel breiter sind und meistens mit Kieferknochenverlust und Nasendeformitäten einhergehen, und sie sollten, wenn möglich, chirurgisch und interdisziplinär therapiert werden.

Bei partiellen und totalen Spalten kann es durch die Unterentwicklung des spaltseitigen Kieferanteils zu Abweichungen im Muskelverlauf bzw. zu Weichteilhypoplasie kommen, wodurch die chirurgische Wiederherstellung erschwert wird.

2.5 Internationale Klassifikation und Terminologie

Es gibt eine Vielzahl von Klassifikationen der knöchernen- und weichteilbetreffenden Spalten des Gesichtes, die versuchen, der Unterschiedlichkeit und der Individualität gerecht zu werden. So kann es vorkommen, dass die Ausprägung der verschiedenen Spaltformen innerhalb der einzelnen Klassen von Patient zu Patient variiert. Die daraus resultierenden unterschiedlichen Diagnosen erschweren häufig die Verständigung und den Vergleich zwischen den Behandlungszentren und damit die Bearbeitung wissenschaftlicher Fragestellungen. Folgende Dokumentation wurde in Anlehnung an die Thallwitzer Nomenklatur von *Koch (1966)* verwendet. Zusätzlich zur Seitenangabe und Unterscheidung in vollständige und unvollständige Spalten, wurden die Spaltabschnitte Lippe (L), Kiefer (K), Gaumen (G) und Segel (S) in Drittel unterteilt. Dabei reicht die geringste Ausdehnung der Spalte bis in das erste Drittel, die mittlere Ausdehnung in das zweite Drittel und die Ausdehnung in das dritte Drittel gibt eine vollständige Spalte wieder.

Die Drittel werden in arabischen Zahlen angegeben und für submuköse und subkutane Spaltausdehungen werden römische Zahlen verwendet. Die Seitenangabe erfolgt aus der Sicht des Patienten. Damit ergibt sich von links nach rechts das L K G S G K L – Schema.

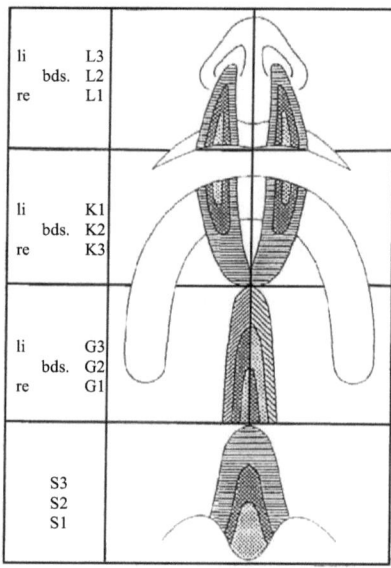

	li	L3
	bds.	L2
	re	L1

	li	K1
	bds.	K2
	re	K3

	li	G3
	bds.	G2
	re	G1

S3
S2
S1

Abbildung 7: Diagnoseschema nach Koch (1966)

(rechts) L K G S G K L (links)

L_3	K_3	G_3	S_3	–	–	–	Rechtsseitige vollständige Lippen-Kiefer-Gaumenspalte
L_3	K_3	G_3	S_3	G_3	K_3	L_3	Gaumenspalte
L_3	K_3	–	–	–	K_1	L_{1III}	Rechtsseitige vollständige und linksseitige unvollständige Lippen-Kieferspalte
–	–	G_{II}	S_3	G_{II}	–	–	Vollständige Segelspalte und doppelseitige unvollständige submuköse Gaumenspalte
L_{III}	–	–	S_{III1}	–	–	–	Rechtsseitige subkutane Lippenspalte und vollständige submuköse Segelspalte mit Uvula bifida

Tabelle 1: Beispiele für Diagnosen in Basel und Luzern

2.6 Ätiologie der Lippenspalten

Die Ursachen für die Entstehung einer Lippen- und Gaumenspalte sind im Detail noch nicht bekannt. Sie sind deshalb besonders im Einzelfall nicht nachweisbar. Die wissenschaftliche Theorie mit der gegenwärtig größten Akzeptanz geht von einer „additiven Polygenie mit Schwellenwerteffekt" aus. Damit ist die Kombination von einer erblich bedingten Disposition und von Umwelteinflüssen gemeint. Die Erblichkeit ist dabei an mehrere Gene (Polygenie) gebunden, deren Schädigung zusammen (additiv) wirksam wird. Das Vorhandensein dieser erblichen Neigung setzt die Schwelle für Umwelteinflüsse, die ohne die erbliche Voraussetzung nicht unbedingt schädlich sein müssen, herab (Schwellenwerteffekt). Als solche Umwelteinflüsse werden der Gebrauch von Genussgiften wie Alkohol und Nikotin, die Einnahme von Medikamenten, Drogenmissbrauch, Röntgenbestrahlungen, insbesondere virusbedingte Infektionserkrankungen, Allgemeinerkrankungen wie Diabetes mellitus oder andere Stoffwechselerkrankungen, seelische Belastungen und Lärmexposition der Mutter in den ersten Schwangerschaftsmonaten angenommen. Diese Umweltfaktoren bewirken einen Sauerstoffmangel beim werdenden Kind in den Stunden, in denen die Gesichtswülste miteinander verschmelzen. Dieser in nur wenigen Stunden erfolgende Verschmelzungsvorgang kann zu einem späteren Zeitpunkt nicht mehr nachgeholt werden und bleibt bestehen. *Dyban (1962)* beobachtete eine gestörte Gaumenbildung bei schwangeren Mäusen, die während des 14. Schwangerschaftstages einer temporären Hypoxie ausgesetzt waren.

Diese Theorie erhärtet die Annahme, dass Spaltfehlbildungen selten direkt weitervererbt werden, sondern viel häufiger Generationen überspringen. In einer Untersuchung von 228 Familien (*Honigmann 1998*) gaben 26 (11,4 %) in der Familienanamnese die Existenz einer weiteren Spaltfehlbildung in der Familie an. Davon hatten zusätzlich zu weiteren Verwandten 5 Elternteile (4 Mütter, 1 Vater) selbst eine Spaltfehlbildung oder ein Mikrosymptom. In den restlichen 21 Familien hatten nicht die Eltern, sondern weitere Verwandte des Spaltkindes eine Spaltfehlbildung. Bei weiteren 19 Elternteilen (12 Mütter, 7 Väter) lagen bei sonst spaltnegativer Familienanamnese ein Mikrosymptom oder eine Spaltfehlbildung vor. Somit ergab sich bei 45 (19,7 %) mit einer Spaltfehlbildung geborenen Kindern eine familiäre Belastung.

Gabka (1964), der in seinem Buch noch von „Hasenscharten und Wolfsrachen" sprach, teilte in einer Untersuchung von 2474 Spaltträgern die Einflussfaktoren in innere und äußere Faktoren ein. Die wichtigsten inneren Faktoren sind Erblichkeit von 15,1% und Entbindungsalter von über 40 Jahren mit 6,7%. Zu den häufigsten äußeren Faktoren gehörten in seinem Patientengut die

Toxoplasmose mit 6,7%, Virusinfektionen zu Beginn der Schwangerschaft mit 3,4% und Traumen während der Schwangerschaft mit 3,7%. Allerdings beschreibt er auch schon psychische Traumen und gibt den allgemeinen Schreck mit 10,9% als Ursache der Spaltfehlbildung an. Auch in seiner Studie konnte die Ursache in 23,2% der Fälle nicht geklärt werden.

Die Frage, ob Erblichkeit allein oder auch Umwelteinflüsse allein zur Spaltentstehung führen können, ist noch heute in der Diskussion. Offensichtlich liegen beim Auftreten von Lippen- und Gaumenspalten innerhalb von Fehlbildungskomplexen, den Fehlbildungssyndromen, andere, häufig direkte Erblichkeitsformen vor. Die Häufigkeitsangaben für solche Begleitfehlbildungen liegen zwischen 10 % und 40 % aller Spaltfehlbildungen. Dabei ist in einer ganzen Reihe von Fehlbildungskombinationen, gemessen an der Wertigkeit der einzelnen Fehlbildung, häufig die Lippen- und/oder Gaumenspalte eine Begleitfehlbildung. Die klinische Diagnostik von Begleitfehlbildungen ist eine wichtige Grundlage für eine weiterführende Chromosomenanalyse und die genetische Beratung.

2.7 Häufigkeiten

Als häufigste Fehlbildungen des Schädels gibt *Rösch (1998)* die oralen Spaltbildungen an. Lippen-, Kiefer- und Gaumenspalten sind mit einem Anteil von 11 bis 15% die zweithäufigste aller beim Menschen vorkommenden Fehlbildungen. Ca. 50% sind davon durchgehende Lippen-Kiefer-Gaumenspalten, ein- bzw. beidseitig. Isolierte Gaumen- und Segelspalten machen ca. 30 – 35% aus. Für Europa wird eine Häufigkeit von einem Kind mit einer Spaltfehlbildung unter 500 bis 700 Neugeborenen angegeben (Inzidenz von 1.64/1000). *Schultz und Steinberg (1989)* ermittelten für Mecklenburg-Vorpommern unter den Lebendgeborenen eine Häufigkeitsverteilung von 1 : 652. *Kozelj (1996)* berichtet über eine Zunahme der Lippen-Kiefer- Gaumenspalten von 0,02 pro Jahr unter den Lebendgeburten.

In weiteren Studien konnte festgestellt werden, dass die Frequenz von Lippen-, Kiefer-, Gaumenspalten ständig zugenommen hat. Statistische Zahlen der letzten 100 Jahre verdeutlichen, dass sich in diesem Zeitraum der Anteil der oralen Spalten beinahe verdreifacht hat *(Haym 1950, Fogh-Andersen 1966 und 1982, Tünte 1969, Milde 1973, Neumann et al. 1973).*

Ursachen für diese Entwicklung sind einerseits die deutlich verbesserte Diagnostik, die es ermöglicht, auch Mikroformen zu erfassen und andererseits die gesunkene Säuglingssterblichkeit, die sich in einer realen Frequenzsteigerung widerspiegelt. Des Weiteren spielt die Verbesserung der Therapie- und Rehabilitationsmaßnahmen eine bedeutende Rolle, so dass Personen mit Lippen-, Kiefer-, Gaumenspalten heute nicht mehr als Außenseiter in der Gesellschaft gelten und so gesteigerte Partnerchancen haben. Dadurch könnte die erhöhte Vererbungswahrscheinlichkeit eine Zunahme der Spaltfrequenz bewirken.

Deutliche Unterschiede zeigen sich auch in der weltweiten Betrachtung. So wird für Japan eine relativ höhere Anzahl von Lippen-, Kiefer-, Gaumenspalten in einem Verhältnis von 1 zu 370 bis 470 berichtet. Dagegen sind Spaltfehlbildungen in der afrikanischen Bevölkerung mit einem Verhältnis von 1 zu 2400 und in der schwarzen amerikanischen Bevölkerung mit 1 zu 3300 bis 4400 deutlich seltener. Aus diesen Unterschieden in der Häufigkeit von Lippen- und Gaumenspalten bei verschiedenen Bevölkerungsgruppen der Erde wird auf unterschiedliche Erblichkeitsanlagen zwischen diesen Gruppen geschlossen.

Hinsichtlich der Häufigkeit der verschiedenen Spaltformen und deren Verteilung auf die Geschlechter ergeben sich Unterschiede. *Honigmann (1998)* untersuchte 312 Kinder mit einer angeborenen Spaltfehlbildung. 83 Kinder (26,6 %) hatten eine Spalte des primären embryonalen Gaumens, 107 Kinder (34,3 %) eine Spalte des sekundären embryonalen Gaumens und 122 Kinder (39,1 %) eine Spalte des primären und des sekundären embryonalen Gaumens. Das Verhältnis zwischen Mädchen und Jungen betrug in dieser Untersuchung 1 : 1,31 bei den Lippen- und Lippen-Kieferspalten und 1 : 2,05 bei den Lippen-Kiefer-Gaumen-Segelspalten, während sich bei den Segel- und Gaumen-Segelspalten mit 1,23 : 1 ein Überwiegen der Mädchen ergab. Bei der Seitenverteilung der Spaltformen überwog die linke Seite. In der Literatur bestätigen sich diese Werte. *O'Rahilly (1998)* gab auch an, dass Jungs von Lippen-Kiefer- Spaltformen doppelt so häufig betroffen sind, wie Mädchen. Bei den Untersuchungen von *Schwenzer und Grimm (1990)* traten Gaumenspalten bei Mädchen doppelt so häufig als bei Jungen auf.

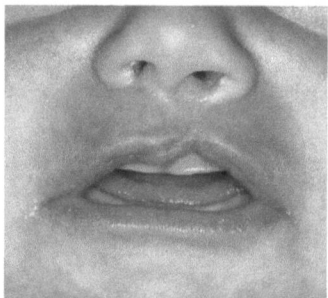 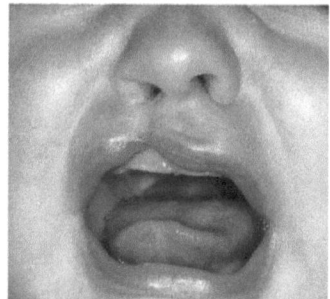

Abbildung 8: Beispiel für eine linksseitige und rechtsseitige unvollständige Lippenspalte

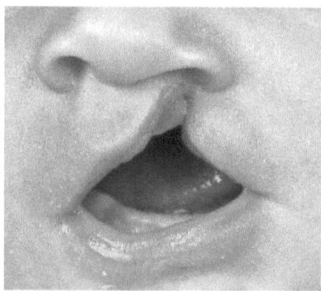 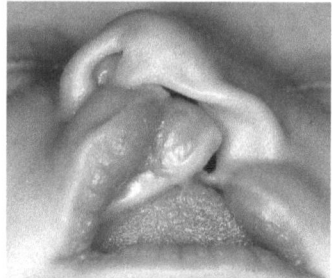

Abbildung 9: Beispiel für eine linksseitige unvollständige und vollständige Lippen- und Kieferspalte

2.8 Anatomische Grundlagen

2.8.1 Anatomie beim Gesunden

Im Gegensatz zur übrigen Skelettmuskulatur inseriert die Gesichtsmuskulatur direkt in der Haut, wodurch es bei ihrer Kontraktion zu Hautverschiebungen und Bildung von Hautfalten kommt. Auf dieser anatomisch-funktionellen Basis beruht die Mimik des menschlichen Gesichtes.
Je höher das Gehirn eines Primaten entwickelt ist, desto spezialisierter ist dessen Gesichtsmuskulatur (*Millard 1976*).

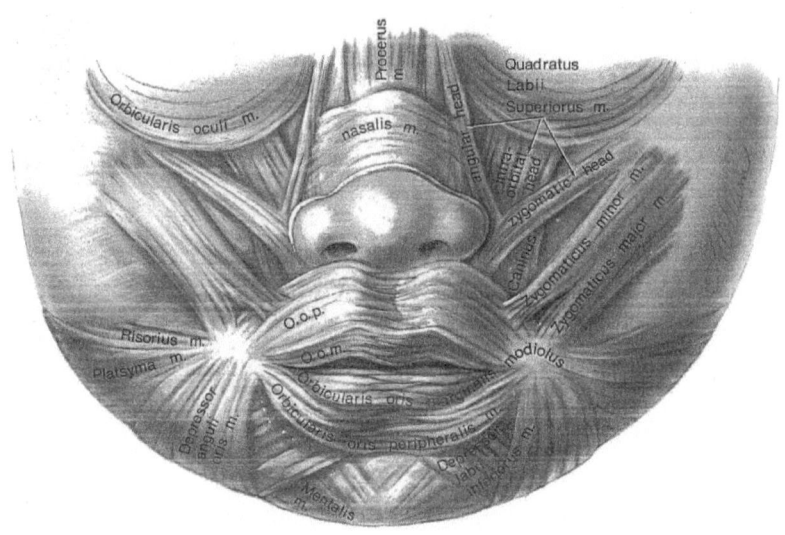

Abbildung 10: Mimische Muskulatur beim Gesunden

Der M.orbicularis oris ist kein eigentlicher Sphinktermuskel. Er gliedert sich in eine oberflächliche und tiefe Schicht (*Fara und Smahel 1967, Nicolau 1983*). Die tiefe Schicht übernimmt die Funktion der Mundöffnung und -schliessung, während der oberflächliche Anteil für die Feinmotorik der Lippen zuständig ist. Die Muskelbündel der tiefen Schicht verlaufen horizontal. Ihr unterer Rand ist umgeklappt und formt die Lippenrundung. Dieser Muskel besteht aus acht Komponenten, deren Ursprung in einem kleinen Muskelanteil, dem Modiolus, im jeweiligen Mundwinkel liegen. Die Muskelfasern der einen Seite verschmelzen mit denen der gegenüberliegenden Seite auf Höhe der Medianlinie, inserieren dort in der Haut und bilden die Philtrumrinne. Dabei enden kurze Fasern auf der gleichen Seite der Rinne, während die langen die Mittellinie überkreuzen und auf der gegenüberliegenden Seite ansetzen.

Der M.orbicularis oris besteht aus vier peripheren Anteilen, die von der Rima oris bis zum Septum nasi und rechts und links bis zur Labiomentalfalte reichen. Diese Fasern werden durchzogen und begleitet von den Fasern des M.quadratus labii superioris, inferioris und von mentalen Lippenanteilen des Platysma. Diese Muskeln sind radial als oberflächliche und tiefe Muskulatur angeordnet und sind mit dem Modiolus an den Mundwinkeln verbunden. Sie haben großen Einfluss auf die zirkumorale Muskulatur. Die Muskeln der Oberlippe, M.zygomaticus superficialis major et minor, M.quadratus labii superioris und der tiefer liegende M.levator anguli oris, heben die Lippe und die Mundwinkel an und verbreitern die Nasenlöcher. Der M.risorius superficialis zieht die Mundwinkel nach lateral, während der M.buccinator für die Spannung der Wangen sorgt. Die Fasern der letzten beiden Muskeln inserieren in Ausläufern in die Submukosa der Wange. Bei den Insertionen dieser Ausläufer bilden sich bei Anspannung vertikale Hautfältchen lateral der Mundwinkel aus.

2.8.2 Anatomie beim Spaltpatienten

Deutliche Veränderungen zeigen sich in Verlauf und Struktur des Ringmuskels bei Spaltbildungen (*Gundlach und Pfeifer 1979, 1987*). Die Lippenspalte unterbricht den M.orbicularis oris, so dass die Fasern nicht wie im Normalfall horizontal zum Spaltrand, sondern parallel entlang der Spalte nach cranial verlaufen. An dieser Richtungsänderung beteiligen sich nur die Fasern der oberflächlichen Schicht, während die Fasern der tiefen Schicht zwar unterbrochen werden, jedoch ihren Verlauf nicht ändern und das äußere Ende des Lippenrotes nicht erreichen (*Nicolau 1983*). Bei vollständigen Lippenspalten enden die Muskelfasern auf der medialen Seite an der Kolumellabasis und lateral am Nasenflügel. Nach *Solovyov (1981)* zeigt sich bei totalen und partiellen Lippenspalten am lateralen Lippenstumpf eine Vergrößerung der Muskelfasern, während im Philtrumbereich ihr Volumen unterschiedlich ausgeprägt ist, sie jedoch in Qualität und Ausdehnung deutlich reduziert sind.

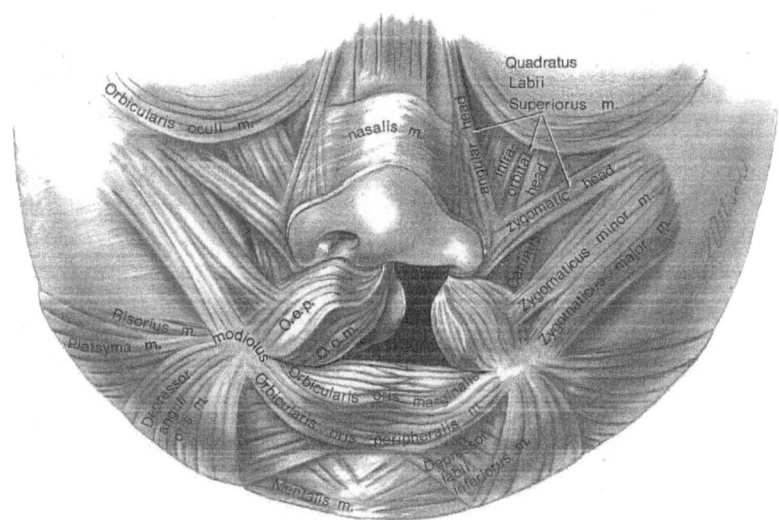

Abbildung 11: Mimische Muskulatur beim Spaltpatienten

Histologische Untersuchungen an exzidierten Spalträndern partieller Spaltformen zeigten erhebliche Differenzen in der Morphologie des M.orbicularis oris (*Fröhlich et. al 1973*). Dabei fanden sie Formen von normal ausgeprägter Muskulatur, über Verwerfungen, Hypoplasien bis hin zum völligen Fehlen der Muskelanteile bei gleichzeitiger Zunahme des Bindegewebes. Untersuchungen der anlagebedingten Gegebenheiten im Prolabium doppelseitiger totaler Spalten von *Hoppe und Hermann (1982)* zeigten das völlige Fehlen von Muskelelementen in diesem Bereich. Sie fanden jedoch teilweise aufgelockertes, teilweise fibrillenreiches Mesenchym vor. Bei doppelseitigen partiellen Spaltformen hingegen waren zum Teil geordnete Muskelfibrillen nachweisbar. *Lisson (1999)* fand selbst in weniger ausgeprägten Hautbrücken an den Nasenostien Muskelanteile im Philtrumbereich. Dabei korrelieren die Breite der Hautbrücke nicht mit der Anzahl der Muskelfasern, was *Sonnenburg (1968)* zeigte.
Durch die gestörte Integrität des M.orbicularis oris, ist dessen Funktion je nach Ausprägung massiv eingeschränkt. Auch die in den M.orbicularis inserierenden übrigen Gesichtsmuskeln sind in ihrer Funktion deutlich eingeschränkt, was zu Einbußen der Mimik führt.

Bei der Lippenplastik muss die Besonderheit der atypischen Anheftung von Teilen des M.orbicularis oris beachtet werden, um intraoperativ die Voraussetzung für eine uneingeschränkte Beweglichkeit der Lippe, die ungestörte Entwicklung des Frontzahnbogens und die normale Lippenlautbildung zu gewährleisten. Behinderungen, wie übermäßige Narbenbildung, ein schlecht ausgeformtes Vestibulum oris, eine zu straffe Oberlippe und ein ungenügend anatomisch-physiologisch rekonstruierter M.orbicularis oris führen zur negativen Beeinflussung des Ergebnisses.
Bei der Operation nach Millard werden die Muskelzüge des M.orbicularis oculi in ihrer anatomisch korrekten Lage rekonstruiert, was im Vergleich zu anderen Operationsverfahren die Basis einer guten postoperativen Funktionalität darstellt (siehe OP-Verfahren).

2.8.3 Gefäßversorgung beim Spaltpatienten

Die Hauptblutversorgung findet über die A.facialis aus der A.carotis externa statt. Sie gibt superiore und inferiore Äste ab, die in der Ober- und Unterlippe mit der jeweiligen Gegenseite anastomosieren. Der Hauptanteil der A.facialis zieht weiter entlang der Nasolabialfalte und teilt sich auf in die A.lateralis nasii und A.angularis, die im weiteren Verlauf mit der A.dorsalis nasii, einem Ast der A.ophthalmica, anastomosiert.

Bei einer einseitigen Lippenspalte ist die Anastomose in der Oberlippe nicht vorhanden. Jedoch ist die Blutversorgung in den Spaltanteilen sehr gut, was die Voraussetzung für eine gute postoperative Heilung ist.

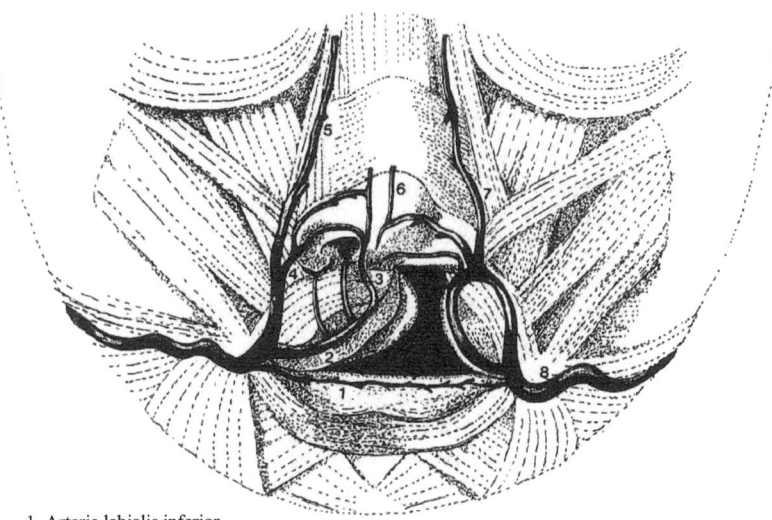

1. Arteria labialis inferior
2. Arteria labialis superior
3. Aufsteigender Ast der Arteria labialis superior
4. Arteria lateralis nasi
5. Arteria dorsalis nasi
6. Endast der Arteria ethmoidalis anterior
7. Arteria angularis
8. Arteria facialis

Abbildung 12: Gefäßversorgung beim Spaltpatienten

2.9 Funktionelle und psychosoziale Problematik

Im Säuglingsalter kann eine Lippenspalte, vor allem eine sehr breit ausgeprägte, die Ursache für die Aufnahme von viel Luft beim Trinken sein. Damit kommt es bei diesen Kindern zur vermehrten Ansammlung von Luft im Magen und folglich zu verstärktem Aufstoßen und evtl. sogar zu erhöhter Brechneigung.

Morphologisch stellt eine intakte Lippenkontinuität und ein funktionierender intakter Ringmuskel die Grundlage der Stimulation des knöchernen Wachstums des Oberkiefers dar. Fehlt dieser Reiz, bleiben die knöchernen Partien in ihrer Entwicklung zurück.

Wie bereits oben erwähnt, kann durch ausgeprägte Narben als Folge des operativen Verschlusses das Wachstum des Oberkiefers auch behindert werden. Das Resultat ist ein zu kleiner Oberkiefer, die oberen Schneidezähne stehen hinter den unteren Schneidezähnen. Diese skelettbedingten falschen Bissverhältnisse werden bezogen auf die Beziehung der Zahnreihen von Ober- und Unterkiefer als Pseudoprogenie und bezogen auf die Größe des Oberkiefers als maxilläre Hypoplasie bezeichnet. Die Einengung des Oberkiefers in seinem Breitenwachstum führt zu einem Kreuzbiss im Seitenzahngebiet.

Normalerweise stehen die Frontzähne des Oberkiefers vor den Unterkieferfrontzähnen. Mit diesem Überbiss wird ein Vorwachsen des Unterkiefers verhindert. Bei einem umgekehrten Frontzahnüberbiss, wie er bei der maxillären Hypoplasie vorliegt, kann der Unterkiefer ungebremst nach vorn wachsen. Der dann zu große und zu weit vorstehende Unterkiefer ergibt das klinische Bild der echten Progenie. In dieser Situation ist folglich der Oberkiefer unter- und der Unterkiefer überentwickelt, eine so genannte bimaxilläre Dysgnathie.

Zudem erfahren Säuglinge ihre Umgebung durch „Oralisieren" von Gegenständen. Der gesamte Mundbereich, Lippen und Zunge bilden eine Wahrnehmungseinheit, die durch Missbildungen in diesem Bereich erheblich gestört werden kann.

Störend wirkt sich zudem die Missbildung im Rahmen des Erwerbs der oralen Kontrolle und des Erlernen des Sprechens aus.

Die psychosoziale Belastung von Patienten mit Spaltdeformitäten steigt mit zunehmendem Alter und Ansprüchen an die Lebensqualität in der heutigen Zeit. Bereits im Alter von 3 Jahren *(Landan 1989)* nehmen Kinder ihr eigenes Gesicht und die Gesichter von außenstehenden Personen detailliert wahr. In diesem Alter prägt sich die Empfindung des „Normalen" und „Nicht-Normalen". Häufig beobachtet man, dass das Gesicht eines gesunden Säuglings

Aufmerksamkeit und Zuneigung der Umgebung auf sich zieht. Kinder mit einer Fehlbildung im Gesicht bekommen meist weniger Zuneigung und werden häufig von der Umgebung in die Opferrolle gedrängt *(Romm 1992)*.

Im Kindesalter werden die Patienten häufig gehänselt und in ihrer Integration in Kindergarten und Schule gehindert und nicht selten isoliert.

2.10 Zeitpunkt der operativen Versorgung

Ebenso wie das operationsmethodische Vorgehen variiert auch das von den Behandlern als optimal angesehene Operationsalter. Für die Lippenplastik reicht die Palette der empfohlenen Operationstermine vom intrauterinen Eingriff über die ersten Tage nach der Geburt bis zum Lebensalter von 3 bis 6 Monaten.

Der operative Verschluss einer Lippenspalte bringt in erster Linie eine Verbesserung des Aussehens, funktionelle Überlegungen stehen mehr im Hintergrund.

Funktionelle Aspekte haben die Operateure in den 80-er Jahren veranlasst, die Strategie der operativen Versorgung von kombinierten Lippenspalten zu ändern. Die Lippen- und die Segelspalte wurden in einer operativen Sitzung im Säuglingsalter verschlossen. Aus der Besorgnis um Wachstumsstörungen des Oberkiefers heraus, wurden die knöchernen Spaltabschnitte, also die Kiefer- und die Gaumenspalte, erst im Vorschulalter in einer zweiten Sitzung operiert.

Im Jahre 1991 ist man in Basel zum einzeitigen primären Spaltverschluss übergegangen, das heißt alle Spaltformen werden in einer operativen Sitzung verschlossen.

Das Operationsalter liegt bei isolierten Lippenspalten in der 6. bis 8. Lebenswoche, bei allen anderen Spaltformen im 5. bis 6. Lebensmonat.

2.11 Operationstechniken

Grundsätzlich unterscheidet man in der chirurgischen Therapie der Lippenspalten die Primäroperation (Erstoperation) und die Sekundäroperation (Korrekturoperation). Ziel der Primäroperation ist der chirurgische Verschluss der Spaltbildung der Lippe mit der anatomisch-physiologischen Positionierung und Rekonstruktion der fehlenden Strukturelemente.

„... Die Operation der gespaltenen Lippe hat die Aufgabe, die Lippenspalte zu schliessen, den Nasenboden im Bereiche des Vestibulum oris und des Kieferrandes zu bilden, die Lippe ebenmäßig lang (nicht zu lang, nicht zu kurz) zu gestalten, den Cupidobogen der Oberlippe schön auszubilden und ihn auf beiden Seiten symmetrisch anzuordnen, die in unmittelbarer Nähe der Spalte nach schräg oben verlaufenden Fasern des M.orbicularis oris so aneinanderzufügen, dass der Muskel auch wirklich ringförmig entsteht und funktioniert; weiterhin soll die Lippe in der Seitenansicht so locker und natürlich vorspringen, dass sich der „Schmolleffekt" ergibt, und sodann soll der Nasenflügel (nötigenfalls durch Mobilisierung der Flügelknorpel) optimal und möglichst symmetrisch zur Gegenseite aufgestellt werden. Bei alledem sollen keine weitreichenden Narben (insbesondere keine weitreichenden Narben im Vestibulum oris und an der Außenfläche des Knochenmassivs des Oberkiefers) entstehen, weil diese Narben sich im allgemeinen hemmend auf die spätere Entwicklung des Oberkiefers und damit auf die Stellung des Oberkieferzahnbogens auswirken. Entwicklungshemmungen des Oberkiefers bewirken meistens Unterentwicklungen des Mittelgesichtes und damit Pseudoprogenien sowie Kauuntüchtigkeit, Sprachstörungen und schlechte ästhetische Verhältnisse im Gesicht ..." [1]

Danach beinhaltet die Lippenplastik vor allem drei Ziele:

    1.   eine gute Ästhetik von Oberlippe und Nase
    2.   ein funktionstüchtiges Mundringmuskelsystem
    3.   einen vollständig ausgebildeten Mundvorhof

---

[1] *Wolfgang Bethmann/Janos Zoltan:*   Operationsmethoden der plastischen Chirurgie. Jena: Gustav Fischer Verlag, 1968.

Aufgrund funktioneller und/oder ästhetischer Probleme kann eine Sekundäroperation notwendig sein. In dieser werden dann die Ergebnisse der Primäroperation korrigiert und eine Anpassung an normale physiologische und ästhetische Verhältnisse angestrebt.

In den folgenden Abschnitten soll ausschließlich auf den operativen Verschluss von einseitigen Lippenspalten eingegangen werden.

Alle angewendeten Operationsmethoden hier aufzuzeigen, würde den Rahmen dieser Arbeit sprengen, weshalb im Folgenden die häufig angewendeten Methoden beschrieben wurden.

2.11.1 Lippenplastik bei einseitigen Lippenspalten

Die Lippenplastiken teilen *Pfeifer und Schuchardt (1981)* nach dem Schnittverlauf in vier Gruppen ein, wobei in einer Gruppe mittlerweile überalterte Methoden (z. B. Nélaton, Wolff, Lindemann) zusammengefasst wurden, die heute ihre Bedeutung verloren haben:

Gerade Schnittlinien (1. Gruppe) im Bereich der beiden Lippenstümpfe haben vor allem *Veau* und *Axhausen* zur schichtweisen Darstellung von Haut und Schleimhaut am Spaltrand verwendet. *Veau* schuf danach die Grundlagen der Lippenplastik, indem er die exakte Präparation aller Gewebeschichten und deren regelrechte Vereinigung nach weitgehender Mobilisierung forderte und die Bildung des Nasenbodens als eine absolute Notwendigkeit herausstellte.

Winkelschnitte (2. Gruppe) im Lippenweiß und/oder Lippenrot dienen der Verlängerung der Spaltränder; im Lippenrot der gleichmäßigen Ausformung der Lippenrotrundung. Vorläufer der heute noch verwendeten Methoden von Le Mesurier, Skoog, Randall und Tennison waren die Methoden von *Blair, Brown, v. Langenbeck* und *Hagedorn*.

Bogenschnitte (3. Gruppe) gehen auf *Graefe, Husson* und *Rose* zurück. Sie haben das Ziel der Spaltrandstreckung und stellen die Grundlage der Methode nach *Millard* und *Pfeifer* dar.

Bei einseitigen Lippenspalten sind die strukturbestimmenden Elemente der Oberlippe das tuberculum labiale, der Amor- oder Kupidobogen, das zentrale Grübchen und die Philtrumkanten, jedoch sind diese Anteile verlagert. Diese Strukturen gilt es mit einer geeigneten Operationstechnik in die richtige Position zu bringen und sie nicht durch Einschnitte und

Gewebseinlagerungen zu zerstören. Die Positionierung gelingt durch eine Abwärtsrotation des mittleren Lippenstumpfes. Nach dieser Abwärtsrotation wird deutlich, dass ein Gewebemangel unterhalb des Nasensteges besteht. Hier muss Haut hinverlagert werden. Diese Haut lässt sich insbesondere bei unvollständigen Lippenspalten aus der in diesen Fällen stets verbreiterten Naseneingangsschwelle (Lippenplastik nach *Reichert, 1969*, Abb. 17) oder bei vollständigen Lippenspalten aus dem seitlichen Lippenstumpf (Lippenplastik nach *Millard, 1957*, Abb. 16) gewinnen.

Es scheint noch keine optimale Vorgehensweise zu existieren, um den zur Spaltseite hin verlagerten Nasenflügel einzustellen, insbesondere wenn man die Spätergebnisse nach Abschluss des Wachstums in die Betrachtung einbezieht. Bei geringerer Seitwärtsverlagerung des Nasenflügels, wie sie überwiegend bei unvollständigen Lippenspalten vorliegt, wird häufig die Haut aus der verbreiterten Naseneingangsschwelle entnommen und der Nasenflügelansatz vom darunterliegenden Gewebe abgelöst. Die bei vollständigen Lippenspalten ausgeprägtere Seitwärtsverlagerung des Nasenflügelansatzes erfordert in aller Regel die Bildung eines rechteckigen Nasenflügellappens (Abb. 19). Manchmal ist zusätzlich das Abpräparieren der Haut vom Flügelknorpel erforderlich.

Die Fasern des musculus orbicularis oris sind an beiden Rändern der Lippenspalte verworfen. Diese Verwerfungszonen werden weggeschnitten. Die Hauptmasse der Fasern des Mundringmuskels verläuft an den Spalträndern in beiden Lippenstümpfen nach aufwärts in Richtung Nase. Durch die Abwärtsrotation der beiden Muskelstümpfe werden diese Fasern in die normale horizontale Verlaufsrichtung gebracht und durch Nähte vereinigt. Zusätzlich können die schwächeren Muskelbündel der Ursprünge des Mundringmuskels, die origio nasalis et maxillaris m. orbicularis oris, präpariert und an ihren Ansatzstellen durch Nähte fixiert werden.

Ein nicht ausgebildeter Mundvorhof bedeutet, dass die Lippe am Kiefer angewachsen ist. Die Lippe wird so in ihrer Beweglichkeit eingeschränkt. Muskeln, die nicht ausreichend bewegt und somit trainiert werden, verkümmern. Damit wird die spaltbedingte Muskelschwäche noch verstärkt. Das Ergebnis wäre eine zu dünne, zu niedrige und bewegungsarme Oberlippe; ein ästhetischer Nachteil für die Statik und Dynamik des Gesichts. Durch das Annähen der Schleimhaut der Lippeninnenseite an die Knochenhaut in Höhe des gewünschten Mundvorhofes und durch das unter Umständen erforderliche Nachvornbringen von Wangenschleimhaut wird ein voll entfaltbarer Mundvorhof bei der Lippenplastik gebildet und somit die Beweglichkeit der

Oberlippe gewährleistet werden. Ein zusätzlich am mittleren Lippenstumpf präpariertes dreieckiges Schleimhautläppchen, das auf die Wundfläche des Zwischenkiefers aufgenäht wird *(Koch, 1970)*, schafft eine allseitige Epithelauskleidung des Mundvorhofes (Abb. 18).

Im Folgenden werden einige wichtige Operationsverfahren kurz umrissen:

VEAU-ROSENTHAL: Der Schnitt liegt auf beiden Spaltseiten an der Grenze zwischen Lippenrot und Lippenweiß und reicht bis zum Naseneingang. Überschüssiges Lippenrot wird exzidiert. Schleimhaut, mobilisierte Muskulatur und Lippenhaut werden getrennt vernäht.

Die Operation hinterlässt eine geradlinige Narbe, die relativ unauffällig ist. Nicht selten wird die Lippe etwas zu kurz, so dass eine spätere Lippenverlängerung notwendig werden kann.

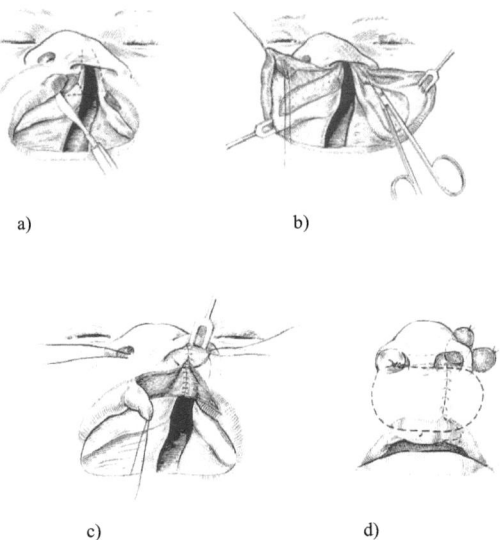

Abbildung 13: Lippenplastik nach VEAU-ROSENTHAL
    a)   Schnittführung
    b)   Mobilisation der Lippe durch Schnitte im Vestibulum oris und Mobilisation des Nasenflügels
    c)   Schichtweise Naht
    d)   Nach schichtweisem Wundverschluss und intramuskulärer Haltenaht sowie Nähten am Septum und Nasenflügel

LE MESURIER-TRAUNER: Kompliziertes Schnittverfahren, bei dem die richtige Lippenlänge durch Verzahnung von Lippenhautläppchen der medialen und der lateralen Spaltseite erzielt wird. Überschüssige Schleimhaut und etwas Haut der Spaltseite müssen exzidiert werden. Durch die Operation wird eine symmetrische Lippenlänge erzielt. Dafür muss eine winkelförmige Narbe in Kauf genommen werden. Später kann es zu einem stärkeren Wachstum auf der Spaltseite kommen. Aus diesem Grunde wird das Verfahren nur noch selten angewandt.

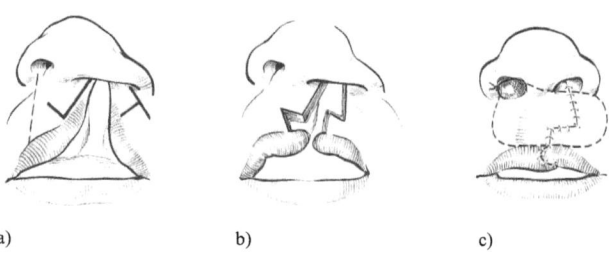

a)   b)   c)

Abbildung 14: Lippenplastik nach LE MESURIER-TRAUNER
    a) Schnittführung
    b) Entfaltung
    c) Nach schichtweisem Wundverschluss und intramuskulärer Haltenaht
       (v.a. bei breiten Lippenspalten)

TENNISON: Auf der Spaltseite wird ein Dreiecklappchen umschnitten, das in einen Schnitt auf der medialen Seite eingelagert wird. Auch bei diesem Verfahren muss etwas Haut exzidiert werden. Die zu erzielenden Ergebnisse sind in der Regel gut. Etwas störend wirkt nur die etwas zickzackförmige Narbe.

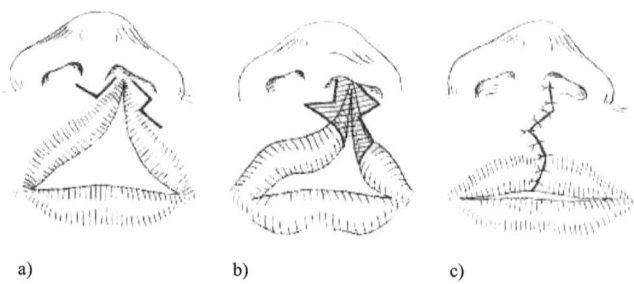

a)   b)   c)

Abbildung 15: Lippenplastik nach TENNISON
    a) Schnittführung
    b) Vor Resektion
    c) Nach schichtweisem Wundverschluss

MILLARD: Leicht bogenförmige Schnittführung auf der medialen Spaltkante. Durch einen zweiten Schnitt wird ein an der Columella-Basis gestieltes Dreiecklappchen umschnitten. Auf der lateralen Seite verläuft der Schnitt auf der Lippenrot-Lippenweiß-Grenze, biegt am Naseneingang spitzwinklig nach lateral um und wird bis zur Nasenflügelbasis geführt. So entstehen zwei Dreiecklappchen, die am Naseneingang im Sinne einer Z-Plastik eingelagert werden. Eine Exzision von Haut oder Schleimhaut ist nicht erforderlich. Im Bereich der Lippe werden Schleimhaut, mobilisierte Muskulatur und Lippenhaut miteinander vernäht.

Mit dieser Methode, die weite Verbreitung erfahren hat, können gute Ergebnisse erzielt werden.

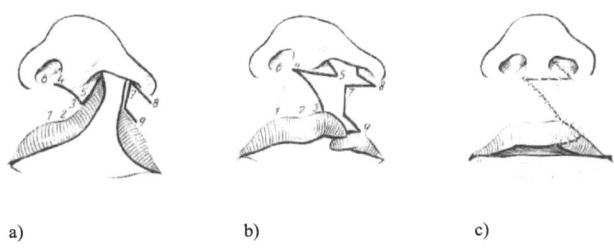

a) b) c)

Abbildung 16: Lippenplastik nach MILLARD
    a) Schnittführung
    b) Entfaltung
    c) Naht

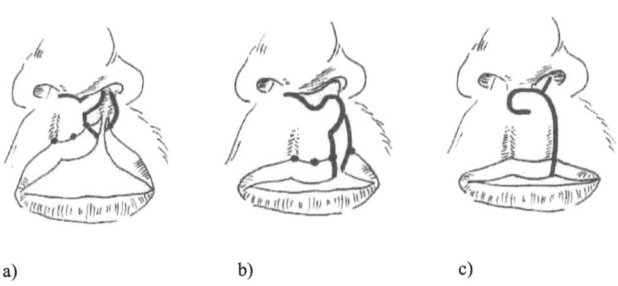

a) b) c)

Abbildung 17: Lippenplastik nach REICHERT
    d) Schnittführung
    e) Entfaltung
    f) Nach schichtweisem Wundverschluss

PFEIFER: Durch wellenförmige Schnittführung an den Spalträndern wird bei der Naht der Wundränder eine Streckung der Schnittkanten mit Verlängerung der Lippe erzielt. Ferner wird die Lippenmuskulatur aus ihrer unphysiologischen Lage gelöst und in richtiger Position in die Lippe integriert. Es resultiert eine gerade Narbe. Mit dem Verfahren sind gute Ergebnisse zu erzielen.

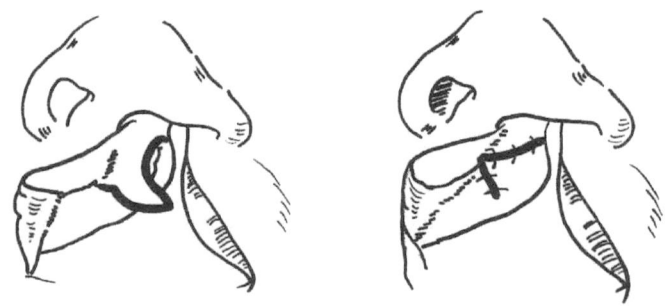

Abbildung 18: Mundvorhofbildung mit einem dreieckigen Schleimhautläppchen nach KOCH

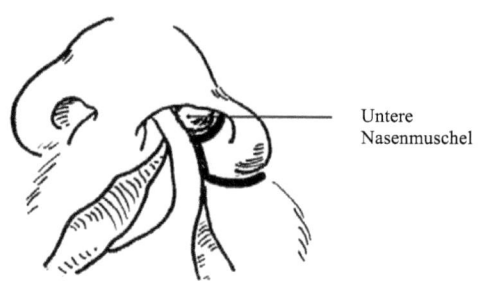

Abbildung 19: Rechteckiger Nasenflügellappen

2.11.2 Korrekturoperationen

Die Notwendigkeit einer Korrekturoperation von Lippen und Nase nach Lippenplastik ergeben sich aus funktionellen und ästhetischen Gesichtspunkten. Dabei sind die Möglichkeiten sehr vielfältig. Hier sollen nur beispielhaft zwei grundlegende Prinzipien beschrieben werden.

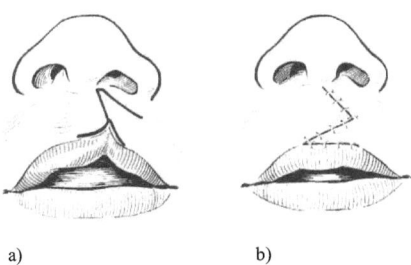

a)   b)

Abbildung 20: Narbenkorrekturen nach Primäroperation im Sinne einer Z-Plastik
(Vorgehen nach TRAUNER)
    a)   Schnittlinien zur Einebnung des hochgezogenen Lippenrotes
    b)   Nach durchgeführtem Lappentausch und Wundverschluss

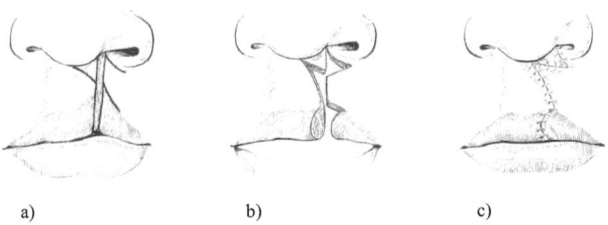

a)   b)   c)

Abbildung 21: Narbenkorrektur nach Primäroperation in Anlehnung an die Methode der Lippenplastik nach MILLARD
    a)   Schnittführung
    b)   Entfaltung
    c)   Nach durchgeführtem Lappentausch und Wundverschluss

Howard und Millard Jr. 1995 teilen Narben nach Lippenspaltenkorrekturen in drei Gruppen ein:

1. Narben durch schlechte Positionierung der Lappen
2. Narben aufgrund der Zerstörung von Oberlippenlandmarks und darunterliegenden Schichten
3. Narben durch zu hohe Spannung beim Hautverschluss

In einfacheren Fällen kann die Z-Plastik nach *Trauner* angewendet werden. Bei schwierigen Fällen kommen Variationen und der Einsatz der Grundlagen der gesamten plastischen Chirurgie zum Tragen.

Häufig stellt jedoch das Aufrichten des auf der Spaltseite eingefallenen Nasenflügels eine schwierige Aufgabe dar *(Bethmann 1969)*. In solchen Fällen bestehen die Möglichkeiten einer Korrektur in einer Narbenexzision und Verengung des Nasenloches am Nasenboden unter Hineindrehen eines dreieckigen Läppchens nach *Suwalski* von der Oberlippe in den Naseneingang, in einer Freilegung des Flügelknorpels und der beiden Knorpelanteile der Columella und einer evtl. Transplantation von Knorpel- und Knochenplättchen in die Wangenanteile am Nasenflügelansatz, um die Weichteile auszupolstern und den Flügelansatz nach ventral zu stellen. Hierbei werden Schnittführungen, die die Nasenflügel umkreisen und in das Gesicht ziehen, wegen der nachteiligen kosmetischen Wirkung nach Möglichkeit vermieden.

3. MATERIAL UND METHODE

3.1 Patientengut

In die Studie wurden Patienten mit einer einseitigen kombinierten oder isolierten vollständigen oder partiellen Lippenspalte eingeschlossen, die in Basel oder Luzern zwischen 1990 und 2003 operiert worden sind und von denen standardisierte Fotos der ersten Nachkontrolle vorlagen. Insgesamt 56 Patienten erfüllten diese Einschlusskriterien.

3.2 Methode

Auf den en face-Fotografien wurden folgende Punkte markiert und Strecken eingezeichnet:

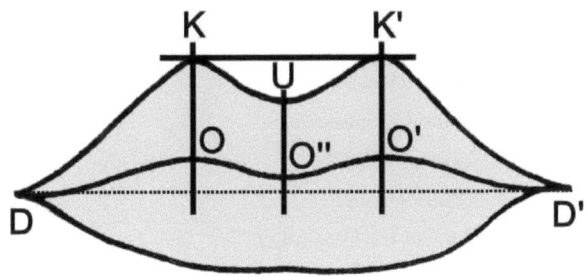

Abbildung 22: Messpunkte und -strecken

Die Punkte D und D' liegen im Mundwinkel am Übergang zwischen Lippenrot und -weiß und markieren die Lippenwaagerechte. K und K' stellen jeweils die höchsten Punkte der Oberlippe dar und U den tiefsten Punkt des Kupidobogens dar. Die beiden obersten Punkte werden durch eine Gerade miteinander verbunden. Die Punkte O, O'' und O' entstehen durch die Konstruktion des Lotes durch die Punkte K und K' auf die Strecke DD'.

Das Verbinden der Punkte KU und K'U vereinfacht das Ausmessen.

Um einen Symmetrievergleich innerhalb der Patientengruppe und zwischen den Zentren zu ermöglichen, wurden folgende Verhältnisse gebildet:

KO : K'O'	=	Höhe des Kupidobogens
KU : K'U'	=	Breite des Kupidobogens
K'O'/DD' : KO/DD'	=	Kupidobogensymmetrie

3.3 Vermessung

Folgende Daten wurden in einem Erhebungsbogen erfasst:

- Patientenname
- Alter, Geschlecht
- Seite der Lippenspalte
- Operationsmethode
- Operationsdatum
- Datum der Nachkontrollen
- Messstrecken
- Kupidobogenbreite, -höhe und -symmetrie

Die Bilder (Standard 10 x 15 cm Fotografien) wurden auf einem AGFA-Scanner digitalisiert. Jeweils zwei gescannte Bilder mit einer Größe von 10 x 15 cm wurden auf einer DIN-A4-Seite angeordnet und ausgedruckt. Der Ausdruck fand auf einem HP DeskJet 950 statt. Die Vermessung erfolgte auf dem Papier mit Zirkel, Lineal, Bleistift.

Die Luzerner Bilder waren auf Diapositiven verfügbar und wurden mit einem Diascanner (Mediax WorkScan 3600 Pro) digitalisiert und danach wurde genau gleich vorgegangen, wie mit den Bildern aus Basel.

4. ERGEBNISSE

Von unseren 56 Patienten waren 19 (49%) weiblichen und 37 (51%) männlichen Geschlechts. In der eingeschlossenen Patientengruppe befanden sich 38 (53%) mit linksseitiger, 18 (47%) Patienten mit rechtsseitiger Lippenspalte. 47 Patienten wurden nach Millard und 9 nach Reichert operiert. Zwei Patienten im Gesamtkollektiv hatten eine isolierte und 54 Patienten eine kombinierte Lippenspalte.

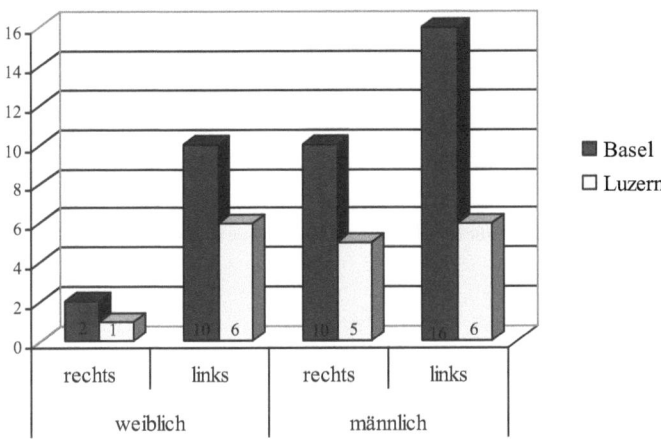

Grafik 1: Gesamtverteilung der Spaltenseite zwischen beiden Geschlechtern

In unserer Studie betrug das Verhältnis der isolierten und kombinierten einseitigen Lippenspalten zwischen Mädchen und Jungen in Basel 1 : 2,17 und in Luzern 1 : 1,57.

	BASEL (n = 38)				LUZERN (n = 18)			
	Millard		Reichert		Millard		Reichert	
	rechts	links	rechts	links	rechts	links	rechts	links
weiblich	2	8	0	2	1	5	0	1
männlich	7	14	3	2	4	6	1	0

Tabelle 2: Verteilung der Geschlechter in beiden Kliniken

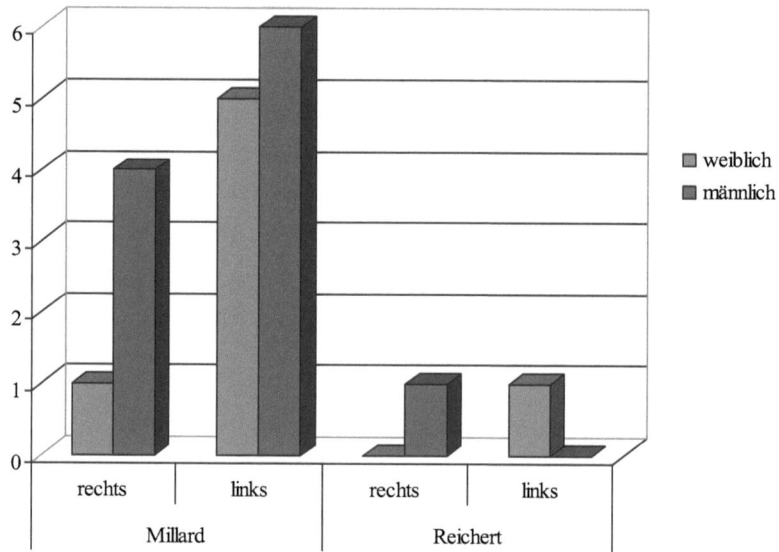

Grafik 2: Verteilung der Geschlechter auf die OP-Methode in Basel

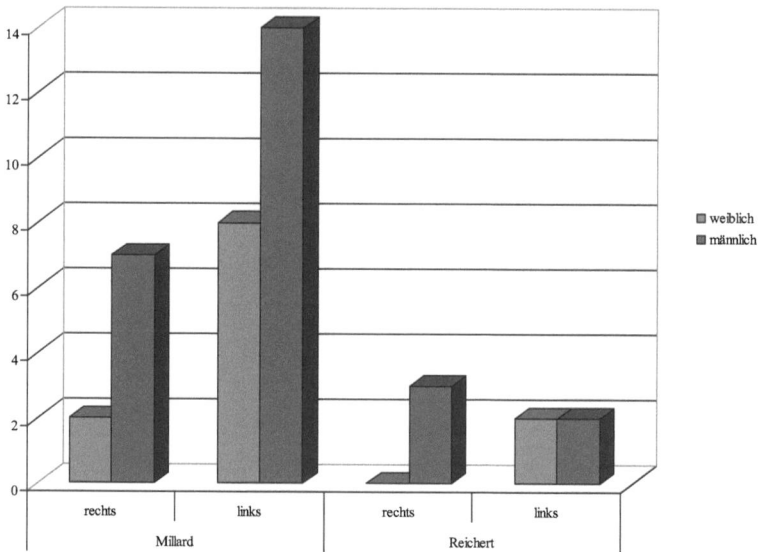

Grafik 3: Verteilung der Geschlechter auf die OP-Methode in Luzern

Insgesamt lag der OP-Zeitpunkt bei 9,4 Monaten, wobei die Patienten in Basel durchschnittlich 2,2 Monate früher als in Luzern operiert worden sind (Tabelle 3).

Das Alter der Kinder lag zum Zeitpunkt der Nachkontrolle zwischen 0,6 und 9,2 Jahren, im Mittel um 2,4 Jahre. Die Nachkontrollen fanden insgesamt im Durchschnitt 18,5 Monate postoperativ statt. In Basel wurden die Patienten 2,3 Monate später als in Luzern nachkontrolliert.

		Basel	Luzern	Gesamt
	n	38	18	56
OP-Alter in Monaten (SD)		8.7 (11.8)	10.9 (16.4)	9.4 (13.4)
Zeitpunkt Nachkontrolle in Monaten		19.2	16.9	18.5

Tabelle 3: Zeitpunkte der Operation und der Nachkontrolle

In Tabelle 4 sind die Operationsergebnisse (Kupidobogenhöhe und -breite) nach Ort, OP-Methode, Spaltenseite und Geschlecht aufgeschlüsselt.

Die Symmetrieabweichung bezieht sich auf den Idealwert von 1, der bedeutet, dass die operierte zur gesunden Lippenseite völlig symmetrisch ist. Ein positiver Wert bedeutet, dass der höchste Punkt der operierten Lippenseite etwas über dem der gesunden Seite liegt. Dementsprechend bedeutet ein negativer Wert, dass der höchste Punkt der operierten Lippenseite niedriger als der der gesunden Seite liegt. Der einzige negative Wert von -0,07 bei der Symmetrieabweichung kommt dadurch zustande, dass im Durchschnitt der höchste Punkt der operierten Seite niedriger als auf der gesunden Seite liegt.

Die Abweichungen in der Kupidobogensymmetrie sind besonders gering bei männlichen Patienten aus Basel, deren Lippenspalte auf der rechten Seite war und welche nach Reichert operiert worden sind.

	Basel	Luzern	Millard	Reichert	rechts	links	männlich	weiblich
n	38	18	47	9	18	38	37	19
Höhenabweichung (SD)	0.16 (0.16)	0.23 (0.12)	0.19 (0.16)	0.14 (0.11)	0.17 (0.19)	0.19 (0.13)	0.18 (0.16)	0.19 (0.14)
Breitenabweichung (SD)	0.23 (0.16)	0.16 (0.10)	0.22 (0.15)	0.15 (0.13)	0.23 (0.15)	0.20 (0.15)	0.20 (0.14)	0.23 (0.17)
Symmetrieabweichung	0.08	0.21	0.13	0.06	-0.07*	0.21	0.08	0.21

Tabelle 4: Ergebnisse aufgeschlüsselt nach Ort, Methode, Spaltenseite und Geschlecht
(* tendenziell liegt hier der höchste Punkt der operierten Lippenseite tiefer als auf der gesunden Seite)

In Tabelle 5 sind die Einflußgrössen auf das OP-Ergebnis aufgeschlüsselt. Die Zahlen entsprechen den jeweiligen p-Werten.

n = 56	OP-Zeitpunkt	OP-Methode	Ort	Geschlecht	Spaltenseite
Höhenabweichung	0.97	0.65	0.01 *	0.40	0.07
Breitenabweichung	0.59	0.90	0.19	0.99	0.74

Tabelle 5: Einflussgrößen auf Kupidobogenhöhe und -breite (p-Werte; Fisher exakt t-test)
 * Signifikant (95% Konfidenzintervall)

Es ist ein signifikanter (p=0,01) Unterschied zwischen Basel und Luzern in Bezug auf die Höhenabweichung zugunsten von Basel zu erkennen. Der Einfluss der Spaltenseite ist nur tendenziell mit p=0,07 signifikant. Eine Tendenz zum signifikanten Unterschied liegt bei der Höhenabweichung zwischen den Spaltenseiten vor. Alle anderen Parameter haben keine signifikante Auswirkung auf das Operationsergebnis.

5. DISKUSSION

Bei allen Patienten mit ein- und doppelseitigen Lippen-Kiefer-Gaumenspalten hat die chirurgische Therapie den bedeutendsten Einfluss auf das ästhetische postoperative Ergebnis. Damit ergibt sich das größte Problem bei der Auswertung und der Beurteilung des Ergebnisses. Einerseits ist es möglich, dass eine korrigierte Lippenspalte nicht die optimalen Messwerte erzielen und trotzdem von einer Mehrheit der Betrachter als schön und ästhetisch empfunden werden. Andererseits kann es vorkommen, dass nach den gängigen Messmethoden eine korrigierte Lippenspalte sehr gute Messwerte erzielt und trotzdem für den Betrachter nicht als schön empfunden wird. Es gibt in unserer Studie 3 Patienten, die im weiteren Verlauf eine Lippenkorrektur bekamen. Ihre Kupidosymmetriewerte lagen zwischen 0,82 und 1,60. Ein anderer Patient, bei dem keine Korrekturoperation durchgeführt wurde, hatte einen Symmetriewert von 1,86. Hier zeigt sich, dass nicht nur ein Vermessungswert die Entscheidung zur Korrektur beeinflusst, sondern vor allem funktionelle und subjektive Kriterien. Die schlussendliche Entscheidung, ob eine Korrektur notwendig wird oder nicht, wird mit dem Patienten zusammen beschlossen. Dabei werden die individuellen Wünsche, die Ergebnisse der Vermessung und Risiken der Operation berücksichtigt. Nicht jedes schlechte Vermessungsergebnis führt also zwangsweise zur Korrekturoperation.

Es sei hier nochmals ausdrücklich darauf hingewiesen, dass die vorgestellte Arbeit nicht zum Ziel haben sollte, Schönheit messbar *(Honigmann 1995)* zu machen oder gar Schönheitsideale festzulegen, sondern die postoperativen Ergebnisse zu messen und damit vergleichbar zu machen und das ohne großen technischen Aufwand.

5.1 Kritische Betrachtung der Studie

Voraussetzung für die Durchführung einer retrospektiven Studie ist das Vorhandensein gut geführter Krankenakten und exakter Dokumentation der Untersucher. Da wir in unserer Studie keinen Einfluss auf die Qualität der Daten hatten, konnten wir nur die Patienten in die Studie einschließen, von denen auch identifizierbar standardisierte Fotos vorlagen und die ausreichend gut dokumentiert waren. Diese Kriterien trafen leider nur auf 56 von 67 Patienten zu, was einen Datenverlust von immerhin 16% ergibt.

Grundsätzlich ist mit dieser eher geringen Fallzahl unserer Studie eine klinisch relevante Aussage nur im Sinne eines Trends möglich. Studien mit größeren Fallzahlen müssen unsere Erkenntnisse erhärten bzw. widerlegen.

5.2 Patientengut

Wir haben festgestellt, dass zwischen den Jahren 1990 und 2003 die Verteilung der Anzahl Patienten aus den Geburtsjahren 1989 bis 1998 relativ ausgewogen war.

In der Literatur wird über einen Inzidenzanstieg an Spaltbildungen berichtet *(Rintala 1986)*, der gemäß *Jensen (1988)* unter anderem auf ein Absinken der neonatalen Mortalität zurückzuführen ist. Diese Senkung kann zu einer Zunahme der Spaltprävalenz führen, ohne dass sich die Spaltpräsenz verändert hat *(Hillig 1991)*.

Hier bemerkt sei, dass die niedrigste Prävalenz von kranialen Spaltbildungen bei der schwarzen und der kaukasischen Bevölkerung (< 0,1 – 0,2%) auftritt. Bewohner des Südpazifiks, Japanern, Maoris und Chinesen haben eine Prävalenz von 0,2 bis 0,3% *(Vanderas 1987, Blanco 1988, Cervenka 1974, Chung et al. 1987, Farhud et al. 1996, Hillig 1991)*.

Von den 38 Basler Patienten kamen 20 aus allen Teilen der Schweiz und 18 aus dem nahe liegenden deutschen Grenzgebiet, teilweise sogar bis weit über den Raum Karlsruhe hinaus. In Luzern kamen alle Patienten aus der Schweiz.

Wir konnten zwar evaluieren, wo der Wohnsitz der Patienten war, jedoch wurde die ethnische Zugehörigkeit nicht dokumentiert. So können wir keine Aussage hinsichtlich der ethnischen Herkunft der Patienten treffen.

Jedoch spricht das große Einzugsgebiet für eine gewisse Zentrumsfunktion des Universitätsspitals Basel, welche sich bis zum Ende der neunziger Jahre entwickelte.

5.3 Vermessungsmethode

Wir haben eine Vermessungsmethode gewählt, die *Andrä (1996)* basierend auf den Landmarks von *Farkas (1994)* bereits verwendet hat. Sie ist einfach, schnell und ohne großen technischen Aufwand anzuwenden. Der Vergleich mit der gesunden Lippenseite ermöglichte eine Aussage über das individuelle Ergebnis und einen Vergleich mit den Literaturwerten. Mortier *(Mortier et al. 1997)* verwendete zum Beispiel fast ausschließlich subjektive Kriterien zur Beurteilung, die dann in einen Score umgewandelt wurden (Bsp. zu weiter Kupidobogen = 2 Punkte). Eine Vergleichbarkeit mit Ergebnissen aus anderen Zentren wird sich damit schwieriger gestalten. Vorteil seiner Vermessung war jedoch, dass keine standardisierten Fotoaufnahmen notwendig waren, welche bei uns Voraussetzung waren. Man muss sich vergegenwärtigen, dass die standardisierten Aufnahmen mit einem hohen Aufwand und Präzision angefertigt werden müssen. Säuglinge und kleine Kinder bewegen sich schnell oder schreien bzw. verziehen den Mund und lassen sich nicht einfach fotografieren, so dass die Qualität der Aufnahmen erheblich von der Geduld des Untersuchers abhängig ist. Eine Standardisierung ist aber notwendig, um die Vergleichbarkeit der Daten zu gewährleisten.

Zudem gestaltet sich die Vermessung je nach Bildqualität manchmal schwierig. Den richtigen Messpunkt zu finden, ist nicht einfach. Häufig ist das Lippenrot nicht deutlich genug vom umliegenden Lippenweiß abzugrenzen. So haben wir in einem Test mit verschiedenen Untersuchern, die unabhängig von einander dieselben Bilder vermessen haben, Abweichungen bis zu 10% feststellen können. Abzüglich des eingerechneten Fehlers von 5%, bleibt immer noch eine Abweichung von 5%, was einen erheblichen Einfluss auf das Untersuchungsergebnis haben kann, schließlich geht es bei der Vermessung um Millimeterwerte. Dieselbe Fehlerquote trat bei der präoperativen Vermessung von Lippenspalten in der Studie von *Seckel et al. (1995)* auf. Er unterteilte die Reproduzierbarkeit in interpersonelle und intrapersonelle Reproduzierbarkeit. Im Gegensatz zu *Seckel* haben wir die intrapersonelle Reproduzierbarkeit nicht evaluiert.

Mittlerweile existieren verschiedene Vermessungsmöglichkeiten mit teilweise hoher technischer Komplexität und entsprechender Genauigkeit auf dem Markt. *Braumann (2001)* führte beispielsweise Vermessungen an postoperativen Gipsabdrücken von Gesichtern von Patienten mit Lippen-, Kiefer-, Gaumenspalten nach einer Woche, 3, 6 und 12 Monaten durch und verglich die Ergebnisse miteinander. Vorteil einer solchen Methode ist sicherlich eine höhere Genauigkeit. Dreidimensionale Höhen und Tiefen, die auf einem zweidimensionalen Foto, wie wir es verwendeten, nicht messbar sind, können hier berücksichtigt werden. Jedoch bemerkte er, dass die Messergebnisse deutlich von der exakten Herstellung des Gipsabdruckes abhängig waren und dass eine zweidimensionale Vermessung schneller und sicherer ist.

Ein weiteres Verfahren ist die komplette Digitalisierung des Gesichtes und Vermessung mit entsprechender Software (Bsp. NIH-Software, http://rsb.info.nih.gov/nih-image/) am PC, wie sie *Hurwitz (1999)* durchführte und herausfand, dass seine Messergebnisse den Schweregrad der Deformität sehr genau widerspiegelten und damit seine Methode validierte.

Der technische Aufwand dieser moderneren Methoden ist zwar hoch, die Ergebnisse jedoch dementsprechend qualitativ besser. Auch dreidimensionale Analysen sind möglich und eröffnen bereits neue Wege, vor allem auch für die präoperative Planung und den besseren dreidimensionalen Vergleich von postoperativen Verläufen. Bei den 3D-Aufnahmen besteht jedoch ein ähnliches Problem wie bei den standardisierten Fotoaufnahmen, wie wir sie verwendet haben. Während es schon schwer genug ist, die Patienten für wenige Sekunden für ein Foto zu positionieren, dauerte die 3D-Aufnahme teilweise 10 – 15 Sekunden. Das bedeutete, dass die Kinder sogar für diese Art Analyse sediert werden mussten, damit eine qualitativ gute Aufnahme entstand. *Hood (2004)* berichtet über ein 3D-Scannsystem, welches nur noch 50 Millisekunden benötigt, um einen Scann durchzuführen. *Girod (1995)* berichtete über 3D-Simulation bei der OP-Planung für Eingriffe am Gesichtsschädel.

Trotz technischen Fortschritts wird es nötig sein, die neuen Messmethoden in Studien mit adäquater Fallzahl mit den bisherigen Vermessungstechniken zu vergleichen und klare Aussagen hinsichtlich qualitativer Verbesserung zu treffen.

5.4 OP-Zeitpunkt

Um frühe Komplikationen bei der Ernährung zu vermeiden und die Eltern von der psychologischen Last zu befreien, wird der Zeitpunkt für den Verschluss der Lippenspalte so früh wie möglich gewählt.

Der Operationszeitpunkt lag in Basel bei 8,7 und in Luzern bei 10,9 Monaten, was im Vergleich mit den Angaben in der Literatur vergleichsweise spät ist. Eine Erklärung dafür wäre, dass unter den 56 analysierten Patienten nur 2 Patienten mit isolierten Lippenspalten waren. Der Verschluss der kombinierten Spalten fand häufig später, dafür jedoch in einer Sitzung statt. Damit haben wahrscheinlich die 54 Patienten mit kombinierten Lippenspalten den Wert für den OP-Zeitpunkt nach hinten verschoben.

Normalerweise kann die isolierte Lippenspalte in der 6.-8. Lebenswoche verschlossen werden. Es gibt aber auch Angaben in der Literatur, die den 4.-6. Lebensmonat bevorzugen (*Andrä und Neumann 1996*). *Millard (1957)* schlägt vor, die Lippe zwischen dem 3. und 6. Monat zu verschließen.

Der Verschluss der kombinierten Lippenspalte sollte im 5.-6. Lebensmonat stattfinden, wobei auch hier nach wie vor Uneinigkeit besteht. In einem Hinblick sind sich viele Autoren einig, dass die Operation, ob nun in einer Sitzung oder in mehreren, vor der Einschulung stattfinden sollte. Hintergründe sind einerseits die Schaffung guter Voraussetzungen zur Sprachentwicklung und Entwicklung des Oberkiefers und Mittelgesichts und andererseits psychosoziale Gesichtspunkte. Die Kinder sind kaum mehr auffällig zum Zeitpunkt der Einschulung und fehlen nicht für den Zeitraum eines Klinikaufenthaltes in der Schule. Alle Patienten in unserer Studie sind bereits vor der Einschulung operiert worden.

Hier zeigt sich unter anderem ein wichtiger Vorteil des einzeitigen Spaltverschlusses. In einem einmaligen Spitalaufenthalt wird die gesamte Spalte verschlossen und die Kinder erleben das „Trauma" der Operation und des Aufenthaltes im Spital nur ein einziges Mal. Nach der OP kann direkt mit der interdisziplinären Nachbehandlung (z. B. Sprachtraining, Kieferorthopädie) begonnen werden. Die Gesamtdauer der Behandlung wird damit deutlich verkürzt.

5.5 OP-Methode

Welche Operationsmethode bei ein- oder doppelseitigen Lippenspalten das bessere Ergebnis erzielt, kann anhand unserer Daten nicht hinreichend beurteilt werden. Es kann auch nicht Gegenstand dieser Arbeit sein, zwei Operationsmethoden aus einer Vielzahl von Operationsmethoden miteinander zu vergleichen und eine klare Aussage zu treffen. Es lässt sich lediglich ein Trend aufzeigen, der zugunsten der Methode nach Reichert liegt, die zum überwiegenden Teil in Basel angewendet wurde. Bei der geringen Anzahl von 9 Patienten, die nach Reichert und der mehr als 5mal größeren Anzahl Patienten, die nach Millard operiert wurden, ist dieser Trend mit Vorsicht zu interpretieren und nur eine eingeschränkt klinisch relevante Aussage abzuleiten. Wir können jedoch davon ausgehen, dass beide Methoden insgesamt ein gutes Ergebnis in Bezug auf die Kupidobogensymmetrie erzielen. *Andä (1996)* wertete die Ergebnisse von 423 einseitigen Lippenplastiken aus, die entweder nach Veau, Le Mesurier, Tennison, Millard oder Pfeifer zwischen den Jahren 1956 und 1990 in Rostock operiert worden sind. Er kommt zum Ergebnis, dass es gute Ergebnisse bei partiellen Spalten gab, die nach Veau und Tennison operiert wurden. Die Methode nach Millard und Pfeifer gab bei kompletten Spalten ein gutes Ergebnis in Bezug auf den Kupidobogen. Bei der Kupidobogensymmetrie hingegen stellt sich die Methode nach Tennison besser dar, als die von Veau und Le Mesurier. Auch *Henkel (1993)* stellte in seiner Untersuchung von 712 Patienten nach primärer Lippenplastik fest, dass die Korrekturfrequenz bei den Patienten, die nach Tennison operiert wurden, unter 10% lag, was bedeutet, dass nur in wenigen Fällen eine Sekundäroperation nötig war. Hingegen betrug dieser Wert 69% bei den partiellen Spalten, die nach Millard operiert wurden. Die bogenförmigen Schnittführungen erreichten einen Wert von 42%, während die winkelförmigen Schnittführungen einen ungünstigeren Wert von 78% erreichten.

5.6 Operationsort

Wir konnten einen signifikanten Unterschied in der Abweichung der Höhe des Kupidobogens im Vergleich der beiden Zentren zugunsten von Basel beobachten. Da jedoch aus Luzern weit über die Hälfte weniger Patienten im untersuchten Zeitraum in unserer Studie waren, kamen schlechtere Ergebnisse deutlich stärker in der Luzerner Patientengruppe zum Tragen als in der fast doppelt so großen Patientengruppe aus Basel.

Audigé (2004) beschreibt in seiner Arbeit über die Interpretation von Daten in orthopädischen Studien die Abhängigkeit einer wahrscheinlich auftretenden Signifikanz von der Anzahl der getesteten Parameter. Dabei ergibt sich die Wahrscheinlichkeit aus der Formel (1-Confidenzintervall$^{Anzahl\ Tests}$). Damit ist die festgestellte signifikante Höhenabweichung in Bezug auf den Operationsort mit einer Wahrscheinlichkeit von immerhin 40% (1-0,95^{10}) zu erwarten.

Die genannten Gründe veranlassen uns dazu, diesem signifikanten Ergebnis nur eine untergeordnete klinische Relevanz beizumessen.

5.7 Seitenverteilung

Offenbar gibt es einen Trend zum Unterschied zwischen den Spaltenseiten in Bezug auf die Abweichung der Kupidobogenhöhe im gesamten untersuchten Patientengut. Der Unterschied ist mit p = 0,07 nicht signifikant. Man kann aber einen Trend zu Gunsten der linken Spaltenseite erkennen, die insgesamt eine geringere Abweichung der Kupidobogenhöhe aufwies. Aufgrund der Verteilung zwischen rechts und links ist dieses Ergebnis nicht verwunderlich, kommen doch in der Gruppe der Patienten mit einer linksseitigen Lippenspalte 20 Patienten mehr vor. Damit wirkt sich ein Patient mit einem schlechteren Operationsergebnis in der Gruppe der rechtsseitigen viel stärker aus als in der Gruppe der linksseitigen Spaltträger.

Das Verhältnis der Anzahl von rechter zu linker Spaltseite in unserer Studie beträgt 1 : 2,1. Dieses Ergebnis wird auch ähnlich von verschiedenen Autoren in der Literatur wiedergegeben (Grafik 4).

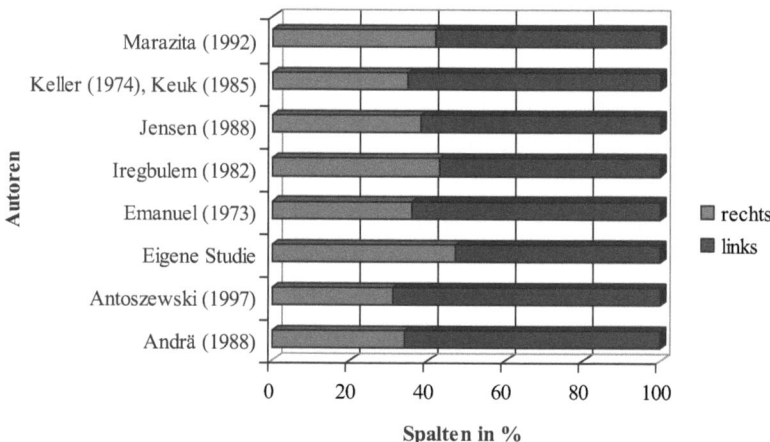

Grafik 4: Vergleich der Verteilung der Spaltenseite mit der Literatur

Während wir eine prozentuale Verteilung auf die beiden Spaltenseiten von 53% links und 47% rechts haben, berichtet *Iregbulem (1982)* von ähnlichen Ergebnissen mit einer Verteilung von 57% zu 43% und *Marazita (1992)* von 58% zu 42%. *Andrä (1988)* hingegen findet in seiner untersuchten Patientengruppe 66% links- und 34% rechtsseitige Lippenspalten. *Emanuel (1973)*, *Keller (1974)* und *Keuk (1985)* finden eine ähnliche Verteilung von 64% zu 36% und *Jensen (1988)* gibt das Verhältnis mit 62% zu 38% an. *Gabka (1964)* gibt die Wahrscheinlichkeit mit 62,7 – 69,5 % an, dass in einer beliebig großen Patientengruppe eine linksseitige Spalte auftritt.

Die deutlich unterschiedliche Verteilung könnte ihren Ursprung in einer vermuteten unterschiedlichen Entwicklung der Gesichtshälften haben. Eine Dominanz der linken Seite vermuteten bereits *Fraser (1970)* und *Amaratunga (1989)*. *Johnston* und *Brown (1980)* erklären die Prädilektion der linken Seite damit, dass die Blutgefässe, die die rechte Seite des fetalen Kopfes versorgen, den Aortenbogen näher am Herz verlassen und damit besser im Blutstrom liegen als die linke Seite.

5.8 Geschlecht

In unserer Studie gab es im Hinblick auf das OP-Ergebnis keinen signifikanten Unterschied zwischen den Geschlechtern.
Wir habe jedoch einen Verhältnis von weiblichen zu männlichen Spaltträgern von 1 : 1,9 festgestellt. Das entspricht einem prozentualen Verhältnis von 49% zu 51%.

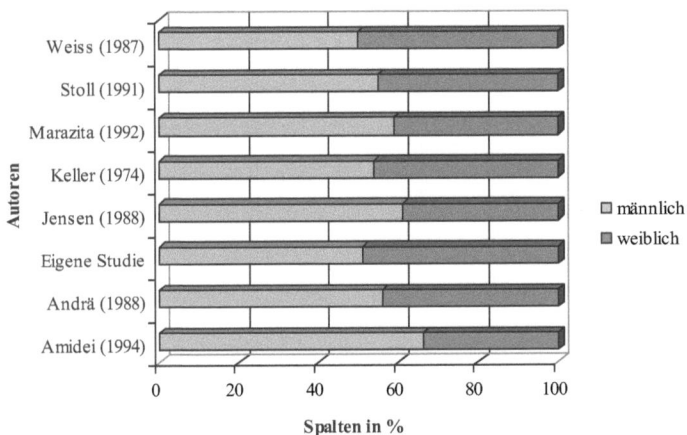

Grafik 5: Vergleich der Verteilung der Geschlechter mit der Literatur

Im Vergleich mit der Literatur liegen wir in ähnlichen Bereichen, wie beispielsweise *Andrä (1988)*, der eine Geschlechterverteilung von 56% männlichen zu 44% weiblichen Spaltträgern fand. Zu ähnlichen Ergebnissen kamen auch *Keller (1974)* mit 54% zu 46% und *Stoll (1991)* mit 55% zu 45%. *Weiss (1987)* fand ein ausgewogenes Verhältnis. Hingegen war das männliche Geschlecht bei *Marazita (1992)* mit 59% zu 41%, *Amidei (1994)* mit 66% zu 34% und *Jensen (1988)* 61% zu 39% deutlich höher vertreten. Auch *Gabka (1964)* berichtet über 58% männliche und 42% weibliche Patienten.
Vermutungen über die Verteilung der Spalten unter den Geschlechtern wurden von *Fraser (1970)* und *Amaratunga (1989)* hinsichtlich einer unterschiedlichen Morphogenese des Gesichtes bei männlichen und weiblichen Embryonen angestellt.

Man diskutiert die unterschiedliche Zeitabfolge des Verschlusses des Gaumens als eine mögliche Ursache. Der weibliche Gaumen verschliesst sich ca. eine Woche später als der männliche, was in einer höheren Inzidenz der Lippenspalten bei den weiblichen Embryonen resultieren könnte *(Moore 1988, Wooten 1994). Jensen (1998)* zieht den Schluss, dass die Ursache des Überwiegens des männlichen Geschlechtes darin liegt, dass es unterschiedliche Grenzwerte bei den einwirkenden Faktoren gibt. Demnach wären mehr additive Faktoren bei weiblichen als bei männlichen Embryonen nötig, damit sich eine Spalte manifestiert.

6. SCHLUSSFOLGERUNGEN

Die vorliegende retrospektive Studie liefert einen Überblick über die Operationsergebnisse der in Basel und Luzern zwischen 1990 und 2003 operierten einseitigen Spaltpatienten. Auch in unserer Studie gab es Datenverluste und unnötige Ausschlüsse von Patienten aufgrund schlechter oder nicht gut dokumentierter Daten. Um umfassendere Aussagen und weniger Datenverlust zu haben, wäre eine detaillierte Dokumentation hilfreich. Zudem muss man sich überlegen, zukünftig mehr prospektive Studien durchzuführen, um ein einheitliches Vorgehen in der Datenerhebung zu ermöglichen. Die Vergleichbarkeit der Gruppen würde so auch deutlich erhöht. Die guten Operationsergebnisse der Spaltpatienten mit einseitigen Lippenspalten, die zwischen 1990 und 2003 in Basel und Luzern operiert worden sind, konnten in der Arbeit untermauert werden. Aufgrund mangelnder Gruppengröße lässt sich jedoch nur eine eingeschränkte Aussage hinsichtlich der klinischen Relevanz treffen.

Die Geschlechter- und Spaltenseitenverteilung unserer Studie entspricht annähernd den Ergebnissen der Literatur. Trotzdem gibt es wenige Erklärungsansätze, warum die Verteilung so ist. Bisherige Vermutungen müssten in weiterführenden Studien erhärtet oder widerlegt werden. Erkenntnisse dieser Studien könnten sich im Bereich der Prävention wiederum auswirken und vielleicht sogar die Inzidenz weiter reduzieren.

Wir konnten leider keine klinisch relevante Aussage hinsichtlich einer besseren Operationsmethode aufgrund ungleicher Verteilung und niedriger Fallzahl geben. Ein Vergleich der Operationsmethoden ist in mehreren Studien bereits mit großen Fallzahlen durchgeführt worden *(Andrä 1996)*. Häufig erzielten die Operationsmethoden in der Literatur bessere Ergebnisse, die in den jeweiligen Häusern verwendet wurden in denen die jeweilige Studie durchgeführt wurde. Es ist bei zunehmend häufiger Anwendung und steigender Erfahrung mit einer Methode nicht verwunderlich, dass solche doch verzerrten Ergebnisse entstehen. Hier wäre eine randomisierte Studie sinnvoll, in der man Patienten mit ähnlichen Spalttypen zufällig einer Operationstechnik zulost. Anschließend lassen sich methodologisch sinnvolle Interpretationen durchführen, zum Beispiel gemäß dem Consort-Statement *(Moher 2003)*, die zu einem wesentlich höheren Evidenzniveau führen würden.

Der Zeitpunkt der Operation lag in Basel 2 Monate früher als in Luzern, trotzdem wurde er insgesamt relativ spät gewählt. Durch die Gesamtanalyse aller Patienten, ob nun mit isolierter oder kombinierter Lippenspalte, verschob sich der OP-Zeitpunkt insgesamt eher nach hinten. Unter den 56 analysierten Patienten waren nur 2 isolierte Spalten, deren Einzelanalyse wir nicht durchgeführt haben.

Andererseits ist es auch möglich, dass der Operateur eher einen späteren Zeitpunkt für den Verschluss der isolierten Spalten aus Gründen der Sicherheit für den Patienten wählte. Der Zeitpunkt für den Verschluss der kombinierten Spalte lag im Rahmen der Literaturangaben. Jedoch muss man hier erwähnen, dass die meisten Patienten in einer Sitzung komplett versorgt wurden.

Im direkten Vergleich schloss Basel besser als Luzern hinsichtlich der Kupidobogensymmetrie ab. Einerseits kann das an der größeren Fallzahl gegenüber Luzern liegen, andererseits besteht auch Grund zur Annahme, dass die Erfahrung aller Beteiligten bei der Versorgung von Spaltpatienten in einem Zentrum größer ist, als in einem peripheren Spital. Das würde für die Entwicklung der letzten Jahre sprechen, Zentren für die allumfassende interdisziplinäre Versorgung von Spaltkindern zu schaffen. Diese wiederum haben die notwendige Fallzahl und Logistik, um umfassendere Studien und Vergleiche mit anderen Zentren (evtl. sogar Multicenterstudien) zu ermöglichen, was auch im Sinne einer Qualitätssicherung wäre.

7. ANHANG

7.1 Literaturverzeichnis

Amaratunga, N. A. de S.
A Study of Etiologic Factors for Cleft Lip and Palate in Sri Lanka.
J. Oral Maxilliofac. Surg. 1989; 47:7-10.

Amaratunga, N. A. de S.; Chandrasekera, A.
Incidence of Cleft Lip and Palate in Sri Lanka.
J. Oral Maxilliofac. Surg. 1989; 47:559-561.

Amidei, R. L.; Hamman, R.F.; Kassebaum, D.-K.; Marshall, J.
Birth prevalence of cleft lip and palate in Colorado by sex distribution, seasonality, race/ ethnicity, and geographical variation.
Special Care in Dentistry 1994; 14(6).

Andrä, A.; Schultz, W.; Steinberg, M.
Zur Häufigkeitsverteilung der Lippen-Kiefer-Gaumen-Spalten.
Zahn-Mund-Kieferheilkunde 1988; 76(4).

Andrä, A.; Neumann, H.-J.
Lippen-, Kiefer-, Gaumenspalten.
Reinbek: Einhorn-Presse Verlag, 1996.

Antoszewski, B.; Kruk-Jeramin, J.
Epidemiology of Cleft Lip and Palate in Lodz, Poland, in the Years 1981-1995.
Acta Chirurgicae Plasticae 1997; 39:4.

Audigé, L.; Hanson, B.; Bhandari, M.; Schemitsch, E.
Interpretation of Data and Analysis of Surgical Trials.
Techniques in Orthopaedics 2004; (19): 1-8.

Braumann, B.; Rosenhayn, SE.; Bourauel, C.; Jager A.
Two- or three-dimensional cast analysis in patients with cleft lip and palate?
J Orofac Orthop. 2001 Nov; 62(6):451-65.

Bardach, J.
Anthropometry in Cleft Lip and Palate Research.
In L. G. Farkas (Ed.), Anthropometry of the Head and Face.
2nd Ed. New York: Raven Press: 1994.

Bethmann,W.; Zoltan, J.:
Operationsmethoden der plastischen Chirurgie.
Gustav Fischer Verlag, Jena 1968.

Bethmann W.
Birth order and cheilo-gnatho-palato-schisis.
Cleft Palate J. 1969 Jul; 6:205-9.

Blanco, R.; Rosales, C. J.
Diferencias etnicas y dimorfoso sexual de fisura labiopalantina.
Rev. Méd. Chile 1988: 116: 40-48

Butow, K. W.
A relationship measurement method for the analysis of complete unilateral cleft lip and palate cases.
Cleft Palate J 1984 Oct; 21(4): 317-22.

Cervenka, J.
Cleft lip of Ayagutak, The Eskimo.
Cleft Palate J. 1974; 11:235-236.

Chung, C. S.; Mi, M. P.; Beechert, A. M.
Genetic epidemiology of cleft lip with or without cleft palate in the population of Hawaii.
Genet. Epidemiol. 1987; 4: 415-423.

Dyban, A.P.,
Grundriss der pathologischen Embryologie des Menschen.
Gustav Fischer Verlag 1962, Jena: 189.

Emanuel, I.; Cluver, B. H.; Ericson, J. D.; Guthrie, B.; Schuldberg, D.
The Further Epidemiological Differentiation of Cleft Lip and Palate: A Population Study of Clefts in King Country, Washington 1956-1965.
Teratology 1973; 7: 271-282.

Fara, M.
Anatomy and arteriography of cleft lips in stillborn children.
Plast Reconstr Surg 1968; 42:29.

Farhud, D. D., Walizadeh, Gh.-R., Sharif Kamali, M.
Congenital malformations and genetic diseases in Iranians infants.
Hum. Genet. 1986; 74: 382-385.

Farkas, L. G.
Anthropometry of the Head and Face.
New York: Raven Press, 1994.

Fogh-Anderson, P.
Incidence and etiology of clefts of lip, alveolus and palate in humans
In: Schuchardt, K. (Hrsg.): Treatment of patients with clefts of lip, alveolus and palate, p. 4. Thieme, Stuttgart 1966

Fogh-Anderson, P.
Ätiologie und Epidemiologie der Lippen-Kiefer-Gaumenspalten.
In: Lippen-Kiefer-Gaumenspalten, S. 13. Thieme, Stuttgart-New York 1982

Fong, P.H.; Ngim R.C.; Lee S.T.
Measuring the cleft deformity.
Ann Acad Med Singapore. 1988 Jul; 17(3):343-51.

Fraser, F.C.
Etiology of cleft lip and palate.
Am. J. Hum. Genet. 1970; 22:125.

Froehlich, LA.; Fujikura, T.
Follow-up of infants with single umbilical artery.
Pediatrics. 1973 Jul; 52(1):6-13.

Gabka, J.:
Hasenscharten und Wolfsrachen.
Walter de Gruyter, Berlin 1964.

Girod, S.; Keeve, E.; Girod, B.
Advances in interactive craniofacial surgery planning by 3D simulation and visualization.
Int J Oral Maxillofac Surg 1995; 24: 120-125.

Gundlach, KK.
Concomitant developmental anomalies of the face in patients with clefts of lip (alveolus, and palate) or cleft palates.
Scand J Plast Reconstr Surg Hand Surg. 1987; 21(1):27-30.

Gundlach, KK.; Pfeifer, G.
The arrangement of muscle fibres in cleft lips.
J Maxillofac Surg. 1979 May; 7(2):109-16.

Haym, J.
Über die Häufigkeit der Lippen-Kiefer-Gaumenspalte
Zahnärztl. Rdsch 1950; 59:360.

Henkel, K. O.; Gundlach, K.; Saka, B.
Incidence of Secondary Lip Surgeries as a Function of Cleft Type and Severity:
One Center's Experience.
Cleft Palate Cranicfac J. 1998; 35(4): 310-312.

Hillig, U.
Lippen-Kiefer-Gaumen-Spalten: Klassifikation und Epidemiologie.
Fortschr. Kieferorthop. Urban & Vogel 1991; 52(4): 230-236.

His, W.
Beobachtungen zur Geschichte der Nasen- und Gaumenbildung beim menschlichen Embryo.
Abh. Sächs. Ges. Wiss. Math. Phys. 1902; 27:349.

Honigmann, K.
Lippen- und Gaumenspalten – Das Basler Konzept einer ganzheitlichen Betrachtung –.
Bern : Verlag Hans Huber, 1998.

Honigmann, K.
Ist Schönheit ein messbares Konzept in der Medizin?
Schweiz Rundsch Med Prax. 1995 Nov 14; 84(46):1333-1334.

Honigmann, K.; Grein, J.
Die Lippenplastik nach Reichert-eine retrospektive Analyse der Ergebnisse.
Rostocker Symposium über Lippen-Kiefer-Gaumenspalten, Rostock 1985; 2:19-20.

Hood, CA.; Hosey, MT.; Bock, M.; White, J.; Ray, A.; Ayoub, AF.
Facial characterization of infants with cleft lip and palate using a three-dimensional capture technique.
Cleft Palate Craniofac J. 2004 Jan; 41(1):27-35.

Horch, H.-H.
Mund-, Kiefer- und Gesichtschirurgie II, Bd 10.
Praxis der Zahnheilkunde, Urban & Schwarzenberg, 1998.

Hurwitz, DJ.; Ashby, ER.; Llull, R.; Pasqual, J.; Tabor, C.; Garrison, L.; Gillen, J.; Weyant, R.
Computer-assisted anthropometry for outcome assessment of cleft lip.
Plast Reconstr Surg. 1999 May; 103(6):1608-23.

Iregbulem, L. M.
The Incidence of Cleft Lip and Palate in Nigeria.
Cleft Palate Journal, 1982 July; 19(3).

Jensen, B. L.; Kreiborg, S.; Dahl, E.; Fogh-Andersen, P.
Cleft Lip and Palate in Denmark, 1976-1981:
Epidemiology, Variability, and Early Somatic Development.
Cleft Palate Journal 1988 July, 25:3.

Johnston, M.C.; Brown, K.S.
Human population data. General discussion III.
Prog. Clin.Biol. Res. 1980; 46.

Kaplan, E.
Lip repair: problems and solutions. In: Kernahan, D.A.; Thompson, H.G. eds. Symposium on Pediatric Plastic Surgery 1982; 21. St. Louis: Mosby.

Keller, H. U.
Lippenkiefergaumenspalten.
Schweiz. Rundschau Med. (Praxis) 1974; 63.

Kernahan, DA.; Bauer, BS.
Functional cleft lip repair: A sequencial, layered closure with orbicularis muscle realignment.
Plast Reconstr Surg; 1983; 72:459.

Keuk, S. S.; Young, H. L.; Jae, D. L.
Cleft Lip and Cleft Palate in Korea – 2422 cases in 20 Years.
Yonsei Medical Journal 1985; 26(2).

Koch J.
[On the terminology of cleft lips, jaws and palates]
Acta Chir Plast. 1966; 8(1):45-52.

Koch, J.
The reconstruction of the vestibule of the mouth in cleft lip and palate surgery.
Dtsch Stomatol. 1970 Jul; 20(7):492-9.

Kozelj, V.
Epidemiology of orofacial clefts in Slovenia, 1973-1993: comparison of the incidence in six European countries
Journal of Cranio-Maxillofacial Surgery 1996; 24:378-382.

Kriens, O.; Bertzbach, P.
Measurement of models of newborns with one sided clefts.
Zahnarztl Prax 1987 Dec 11; 38(12): 457-63.

Landan, T.
About Faces. The Evolution of the Human Face.
New York: Doubleday, 1989.

Langman, J.
Medizinische Embryologie, 2. Aufl., Tieme, Stuttgart-New York 1989.

Lazarus, D. D.; Hudson, D. A.; van-Zyl, J. E.; Fleming, A. N.; Fernandes, D.
Repair of unilateral cleft lip: a comparison of five techniques.
Ann Plast Surg 1998 Dec; 41(6): 587-94.

Lisson, JA.; Schonweiler,R.; Schonweiler, B.; Eckardt, A.; Ptok, M.; Trankmann, J.:
A retrospective study of hearing, speech and language function in children with clefts following palatoplasty and veloplasty procedures at 18-24 months of age.
Int J Pediatr Otorhinolaryngol. 1999 Nov 5; 50(3):205-17.

Marazita, M. L.; Hu, D.-N.; Spence, M. A.; Liu, Y.-E; Melinick, M.
Cleft Lip With or Without Cleft Palate in Shanghai, China: Evidence for an Autosomal Major Locus.
American Journal of Human Genetics 1992; 51:648-653.

Milde, H.
Zur Frage der Heredität bei Lippen-Kiefer-Gaumenspalten im Krankengut der
Zahn-, Mund- und Kieferklinik Würzburg
In: Schucharrdt, K.; Steinhardt, G.; Schwenzer, N. (Hsrg):
Fortschritte der Kiefer- und Gesichtschirurgie; Bd. 16/17:7. Thieme Stuttgart 1973.

Millard DR.
Principalisation of Plastic Surgery.
Boston: Little, Brown, 1957.

Millard, DR.
Refinements in the rotation-advancement cleft lip technique.
Plast Reconstr Surg 1964; 33:26.

Millard, DR.
The unilateral cleft lip nose.
Plast Reconstr Surg 1964; 34:169.

Millard, DR.
Cleft Draft: The Evolution of Its Surgery, vol I. The Unilateral Deformity.
Boston: Little, Brown, 1976.

Millard, DR.
Earlier correction of the unilateral cleft lip nose.
Plast Reconstr Surg 1982; 70:64.

Moher, D.; Schulz, KF.; Altman, DG.; CONSORT Group
The CONSORT statement: revised recommendations for improving the quality of reports of parallel-group randomised trials.
Clin Oral Investig. 2003 Mar; 7(1):2-7. Epub 2003 Jan 31.

Moore, K.
The Developing Human
195-202, 1988

Mortier, P. B.; Martinot, V. L.; Anastassov, Y.; Kulik, J. F.; Duhamel, A.; Pellerin, P. N.
Evaluation of the results of cleft lip and palate surgical treatment: preliminary report.
Cleft Palate Craniofac J 1997 May; 34(3): 247-55.

Neumann, D.; Koberg, W.; Frank, A.
Die Häufigkeit der Lippen-Kiefer-Gaumenspalten.
In: Schuchardt, K., Steinhardt, G., Schwenzer, N.(Hrsg.)
Fortschritte der Kiefer- und Gesichtschirurgie, Bd. 16/17, S. 2. Thieme, Stuttgart 1973.

Nicolau, PJ.
The orbicularis oris muscle: A functional approach to its repair in the cleft lip.
Br J Plast Surg 1983; 36:141.

O'Rahilly, R.; Müller, F.:
Embryologie und Teratologie des Menschen.
Verlag Hans Huber, Bern 1998; 225 - 227.

Pfeifer, G; Schuchardt, K.
In Andrä, A.; Neumann, H.-J.: Lippen-, Kiefer-, Gaumenspalten.
Reinbek: Einhorn-Presse Verlag, 1996.

Pfeifer, G.
Morphology of the formation of clefts as a basis for treatment.
In: Schuchardt, K. (Hsrg.): Treatment of patients with clefts of lip, alveolus and palate, p.14, Thieme, Stuttgarrt 1966.

Pfeifer, G.
Lippen-, Kiefer-, Gaumenspalten: chirurg., otolog. und sprachl. Behandlung.
Ernst Rheinhardt, GmbH & Co, Verlag, München 1981

Pfeiffer, G. [Hrsg.]: Lippen-Kiefer-Gaumenspalten, S. 234.
Thieme, Stuttgart-New York 1982.

Pfeifer, G.,
Die Craniogenese aus teratologischer Sicht
Nova Acta Leopoldina 1986; NF 58: 343.

Reichert, H.
Current surgical management of cleft palate and lip.
Dtsch Stomatol. 1969 May; 19(5):325-38.

Rintala, AE.
Epidemiology of orofacial clefts in Finland: a review.
Ann Plast Surg. 1986 Dec;17(6):456-9.

Rösch, C.; Steinbicker, V.; Röse, I.
Häufigkeit oraler Spaltbildungen in der Region Magdeburg
Mund Kiefer Gesichts Chirurgie; 2:5-10 Springer-Verlag 1998.

Romm, S.
The Changing Face of Beauty.
St. Louis: Mosby, 1992.

Rom (Römische Klassifikation)
Internarionale Klassifikation der Lippen-Kiefer-Gaumenspalten, Rom 1967
In: Pfeifer, G.; Lippen-, Kiefer-, Gaumenspalten: chirurg., otolog. und sprachl. Behandlung
Ernst Rheinhardt, GmbH & Co, Verlag, München 1981.

Schäfer, U.
Die Uvula palatina. Ein Merkmal zur Verwendung in erbbiologischen Abstammungsprüfungen.
Z Morph Anthrop 1952; 44:201.

Schafer, ME., Goldwasser MS.
On the importance of muscle repair in secondary cleft lip deformity.
Clin Plast Surg 1984; 11:761.

Schjelderup, H.; Johnson, G. E.
A six-year follow-up study of 155 with cleft lip and palate.
Br J Plast Surg 1983 Apr; 36(2): 154-161.

Schwenzer, N.; Grimm, G.:
Spezielle Chirurgie, Zahn-, Mund- und Kieferheilkunde, 1990; 382 – 423.

Schwenzer, N.
Rare clefts of the face.
Maxillofac Sug 1974; 2:224.

Seckel, N.
Landmark Positioning on Maxilla of Cleft Lip and Palate Infant – a Reality?
Cleft Palate-Cranifacial Journal. 1995 Sep; 32(5): 434-441.

Stoll, C.; Alembik, Y.; Dott, B.; Roth, M. P.
Epidemiological and genetic study in 207 cases of oral clefts in Alsace, northeastern France.
Medical Genetics 1991; 28:325-329.

Tennison, C.W.
The repair of the unilateral cleft lip by the stencil method.
Plast Reconstr Surg. 1952 Feb; 9(2):115-20.

Töndury, F.
Über die Genese der Lippen-Kiefer-Gaumenspalten.
In: Schuchardt, K., Wassmund, M. (Hsrg.):
Fortschritte der Gesichts- und Kieferchirurgie, Bd. 1, S.1, Thieme, Stuttgart 1955.

Töndury, F.
Zur Genese der LKG-Spalten.
Z Kinderchir 1976; 19 (Suppl.):5.

Tünte, W.
Is there a secular increase in the incidence of cleft lip and palate.
Cleft Palate J 1969; 6:430.

Vanderas, A. P.
Incidence of Cleft Lip, Cleft Palate, and Cleft Lip and Palate Among Races: A Review.
Cleft Palate Journal 1987 July; 24 (3).

Weiss, K M.; Georges, E.; Aguirre, A.; Francis, J. G.; Ruiz, R.l; Luna Rodriguez,T.; Levy, B. M.; Buchanan, A. V.
Cleft Lip/Palate in Mayans of the State of Campeche, Mexico.
Human Biology 1987, 59(5).

Wepner, F.; Hollmann, K.
Mid-face anthropometry on the cephalometric radiograph in cleft lip and palate cases.
J Maxillofac Surg.1975 Sep; 3(3): 188-97.

Wooten, C. A.
Epidemiology, Etiology and Treatment of Cleft Lip and Cleft Palate.
ODA Journal, Winter 1994.

7.2 Abbildungsverzeichnis

Abb. 1:	Nachkolorierte Zeichnung
	Honigmann, K.: Lippen- und Gaumenspalten
	– Das Basler Konzept einer ganzheitlichen Betrachtung –.
	Verlag Hans Huber, Bern 1998.
Abb. 2:	Kühnel, W.: Taschenatlas der Zytologie, Histologie und mikroskopischen Anatomie. 8. Aufl. Thieme, Stuttgart 1992.
Abb. 3:	Kühnel, W.: Taschenatlas der Zytologie, Histologie und mikroskopischen Anatomie. 8. Aufl. Thieme, Stuttgart 1992.
Abb. 4:	Honigmann, K.: Lippen- und Gaumenspalten
	– Das Basler Konzept einer ganzheitlichen Betrachtung –.
	Verlag Hans Huber, Bern 1998.
Abb. 5:	Langmann, J.: Medizinische Embryologie. 8. Aufl. Thieme, Stuttgart 1989.
Abb. 6:	Nachkolorierte Zeichnung
	Honigmann, K.: Lippen- und Gaumenspalten
	– Das Basler Konzept einer ganzheitlichen Betrachtung –.
	Verlag Hans Huber, Bern 1998.
Abb. 7:	Honigmann, K.: Lippen- und Gaumenspalten
	– Das Basler Konzept einer ganzheitlichen Betrachtung –.
	Verlag Hans Huber, Bern 1998.
Abb. 8/9:	Patientenbilder aus der Klinik für Wiederherstellende Kiefer-Gesichtschirurgie des Kantonsspitals Basel
Abb. 10-12:	Maneksha, R. J.: A Colour Atlas of CLEFT LIP SURGERY. Wolfe Medical Publications Ltd 1986.
Abb. 13/14:	Bethmann,W.; Zoltan, J.: Operationsmethoden der plastischen Chirurgie. Gustav Fischer Verlag, Jena 1968.
Abb. 15:	Gabka, J.: Hasenscharten und Wolfsrachen. Walter de Gruyter, Berlin 1964.
Abb. 16:	Bethmann,W.; Zoltan, J.: Operationsmethoden der plastischen Chirurgie. Gustav Fischer Verlag, Jena 1968.
Abb. 17 - 19:	Honigmann, K.: Lippen- und Gaumenspalten
	– Das Basler Konzept einer ganzheitlichen Betrachtung –.
	Verlag Hans Huber, Bern 1998.

Abb. 20/21:   Bethmann,W.; Zoltan, J.: Operationsmethoden der plastischen Chirurgie. Gustav Fischer Verlag, Jena 1968.

Abb. 22:   Messpunkte und -strecken

7.3 Danksagung

Meinem schwerkranken Vater widme ich diese Arbeit in tiefer Dankbarkeit, ein wunderbarer Vater, Freund und Lehrer für mich gewesen zu sein.

Bei Herrn Professor Dr. Dr. Robert Sader möchte ich mich sehr herzlich für die sehr gute Betreuung und Unterstützung bei der Anfertigung dieser Arbeit bedanken. Herrn Professor Dr. Dr. Hans-Florian Zeilhofer und Herrn Professor Dr. Dr. Nicolas Hardt danke ich für die Möglichkeit, die Arbeit an ihren Kliniken durchführen zu können. Herrn Dr. Dr. Johannes Kuttenberger möchte ich speziell für die Betreuung in Luzern danken. Herrn Ingo Schönbohm und meiner Verlobten, Frau Dr. Meike Schönbohm, danke ich für das gewissenhafte Korrigieren der Arbeit und die Geduld mit mir.

Herrn Dr. Avo Schönbohm und Herrn Michael Eberle verdanke ich die statistischen Auswertungen.

Bei meiner derzeitigen Chefin des AO-CID, Frau Dr. Beate Hanson, möchte ich mich an dieser Stelle für das geniale Fellowship und für den gesponserten Druck bedanken. Die Druckarbeit schlussendlich hatte Frau Denise Witschi. Vielen Dank!

September 2005

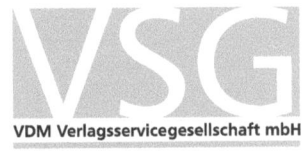

Die VDM Verlagsservicegesellschaft sucht für wissenschaftliche Verlage abgeschlossene und herausragende

Dissertationen, Habilitationen, Diplomarbeiten, Master Theses, Magisterarbeiten usw.

für die kostenlose Publikation als Fachbuch.

Sie verfügen über eine Arbeit, die hohen inhaltlichen und formalen Ansprüchen genügt, und haben Interesse an einer honorarvergüteten Publikation?

Dann senden Sie bitte erste Informationen über sich und Ihre Arbeit per Email an *info@vdm-vsg.de*.

Sie erhalten kurzfristig unser Feedback!

VDM Verlagsservicegesellschaft mbH
Dudweiler Landstr. 99
D - 66123 Saarbrücken

Telefon +49 681 3720 174
Fax +49 681 3720 1749

www.vdm-vsg.de

Die VDM Verlagsservicegesellschaft mbH vertritt

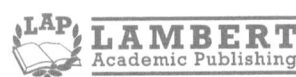
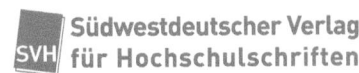

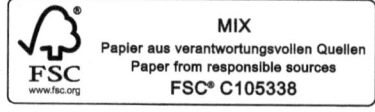

Printed by Books on Demand GmbH, Norderstedt / Germany